临床百家

中国医学临床百家

曹邦伟　王　婧／著

胃癌

U0349223

曹邦伟 2021 观点

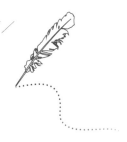

科学技术文献出版社
SCIENTIFIC AND TECHNICAL DOCUMENTATION PRESS

·北京·

图书在版编目（CIP）数据

胃癌曹邦伟 2021 观点/曹邦伟，王婧著. —北京：科学技术文献出版社，2021.8

ISBN 978-7-5189-8090-1

Ⅰ.①胃…　Ⅱ.①曹…②王…　Ⅲ.①胃癌—诊疗　Ⅳ.①R735.2

中国版本图书馆 CIP 数据核字（2021）第 142586 号

胃癌曹邦伟 2021 观点

策划编辑：帅莎莎　　责任编辑：帅莎莎　　责任校对：张　微　　责任出版：张志平

出　版　者	科学技术文献出版社
地　　　址	北京市复兴路 15 号　邮编 100038
编　务　部	（010）58882938，58882087（传真）
发　行　部	（010）58882868，58882870（传真）
邮　购　部	（010）58882873
官 方 网 址	www.stdp.com.cn
发　行　者	科学技术文献出版社发行　全国各地新华书店经销
印　刷　者	北京虎彩文化传播有限公司
版　　　次	2021 年 8 月第 1 版　2021 年 8 月第 1 次印刷
开　　　本	710×1000　1/16
字　　　数	166 千
印　　　张	17.75　彩插 8 面
书　　　号	ISBN 978-7-5189-8090-1
定　　　价	128.00 元

序
Preface

韩启德

　　欧洲文艺复兴后，以维萨利发表《人体构造》为标志，现代医学不断发展，特别是从 19 世纪末开始，随着科学技术成果大量应用于医学，现代医学发展日新月异，发生了根本性的变化。

　　在过去的一个世纪里，我国现代化进程加快，现代医学也急起直追。但由于启程晚，经济社会发展落后，在相当长的时期里，我国的现代医学远远落后于发达国家。记得 20 世纪 50 年代，我虽然生活在上海这个最发达的城市里，但是母亲做子宫切除术还要到全市最高级的医院才能完成；我患猩红热继发严重风湿性心包炎，只在最严重昏迷时用过一点青霉素。20世纪60—70年代，我从上海第一医学院毕业后到陕西农村基层工作，在很多时候还只能靠"一根针，一把草"治病。但是改革开放仅仅30多年，我国现代医学的发展水平已经接近发达国家。可以说，世界上所有先进的诊疗方法，中国的医生都能做，有的还做得更好。更为可喜的是，近年来我国医学界开始取得越来越多的原创性成果，在某些点上已经处于世界领先地位。中国医生已经不再盲从发达国家的疾病诊疗指南，而能根据我们自己的经验和发现，根据我国自己的实际情况制定临床标准和规范。我们越来越有自己的东西了。

要把我们"自己的东西"扩展开来，要获得越来越多"自己的东西"，就必须加强学术交流。我们一直非常重视与国外的学术交流，第一时间掌握国外学术动向，越来越多地参与国际学术会议，有了"自己的东西"也总是要在国外著名刊物去发表。但与此同时，我们更需要重视国内的学术交流，第一时间把自己的创新成果和可贵的经验传播给国内同行，不仅为加强学术互动，促进学术发展，更为学术成果的推广和应用，推动我国医学事业发展。

　　我国医学发展很不平衡,经济发达地区与落后地区之间差别巨大,先进医疗技术往往只有在大城市、大医院才能开展。在这种情况下,更需要采取有效方式,把现代医学的最新进展以及我国自己的研究成果和先进经验广泛传播开去。

　　基于以上考虑,科学技术文献出版社精心策划出版《中国医学临床百家》丛书。每本书涵盖一种或一类疾病,由该疾病领域领军专家撰写,重点介绍学术发展历史和最新研究进展,并提供具体临床实践指导。临床疾病上千种,丛书拟以每年百种以上规模持续出版,高时效性地整体展示我国临床研究和实践的最高水平,不能不说是一个重大和艰难的任务。

　　我浏览了丛书中已经完稿的几本书,感觉都写得很好,既全面阐述了有关疾病的基本知识及其来龙去脉,又介绍了疾病的最新进展,包括笔者本人及其团队的创新性观点和临床经验,学风严谨,内容深入浅出。相信每一本都保持这样质量的书定会受到医学界的欢迎,成为我国又一项成功的优秀出版工程。

　　《中国医学临床百家》丛书出版工程的启动,是我国现代医学百年进步的标志，也必将对我国临床医学发展起到积极的推动作用。衷心希望《中国医学临床百家》丛书的出版取得圆满成功！

是为序。

2016 年作于北京

作者简介
Author introduction

曹邦伟，首都医科大学附属北京友谊医院肿瘤中心主任医师、教授、博士研究生导师，首都医科大学肿瘤学系副主任，北京市肿瘤化疗质控中心副主任委员，中国医师协会肿瘤科普委员会副主任委员，中华医学会北京肿瘤学会常委，北京中医药学会肿瘤分会常委，中国医院用药评价与分析杂志副主编。

曹邦伟教授先后承担国家自然科学基金、北京市自然科学基金，北京市中医药科技发展资金等课题，并被评为北京市"十百千"工程人才项目资助学者，以及北京市215高层次卫生人才资助学者，以第一作者或通讯作者在SCI收录杂志上发表论文40余篇，累计影响因子163。

曹邦伟教授作为优秀的临床、科研和教育工作者，从事恶性肿瘤的临床诊治及基础研究工作多年，对于恶性肿瘤的早期诊断与筛查、肿瘤患者的多学科规范化综合诊治、同步放化疗的应用等方面具有丰富的临床经验；在肿瘤个体化治疗、靶向治疗、免疫治疗及姑息治疗等方面具有切实的研究和临床应用。

前 言
Foreword

人类发展步入 21 世纪,进入一个高速发展的时代,无论是经济发展、文化建设,还是信息技术、生命科学都有了飞速进步。人类从控制感染到麻醉镇痛,从有创操作到机器人手术,从疾病治疗到流行病学与预防医学大发展,在中国乃至世界医药卫生事业发展史上都产生了众多里程碑式的成果。然而,人类征服癌症的道路依然艰辛,从"癌症登月计划"到精准医疗,癌症作为一个全球公共健康问题值得我们关注。

我国是一个人口大国,2020 年中国开展全国人口普查,结果显示全国人口总数 14.1 亿,而 2020 年中国癌症新发病例 457 万人,癌症死亡病例 300 万人。无论从中国庞大的人口总数占比,还是癌症发病与死亡人数的绝对值等分析,这都是一个值得警惕的数字。在癌症的发生和终归中,胃癌的发病和死亡均占据前三位,其相关进展更新较为迅速。基于上,我希望写一本能兼顾专业指导和科普的书,阐述胃癌的新进展。

在这本书中,从胃癌的发生特点,即流行病学与病因学层面开启对胃癌认识的大门,从检测到治疗,从单一专科到多学科诊疗模式，从疾病治疗到健康管理，为肿瘤的三级预防提供科学依据，同时涵盖了胃癌领域的研究进展，力求为广大读者提供个体化、精准化治疗理念。书中难免有不足之处，恳请广大读者批评指正。

曹邦伟

目 录
Contents

胃癌的流行病学

*1.*胃癌在全球恶性肿瘤发病率和死亡率中居于前列

胃癌曾是全球人类最常见的恶性肿瘤，根据国际癌症研究机构（International Agency for Research on Cancer，IARC）提出的GLOBOCAN 2018 恶性肿瘤发病率和死亡率估计值，全世界的恶性肿瘤发病率和死亡率均呈迅速增长的趋势。这种数据变化的原因复杂，既归因于恶性肿瘤主要危险因素的流行和分布的变化，也归因于人口老龄化和增长所导致的人口结构的改变，同时与国家的社会和经济发展水平密切相关。一些新的检测技术的发展提高了恶性肿瘤的早期诊断率，也促使了恶性肿瘤确诊率的升高。据最新资料统计，目前全球有 1810 万新发恶性肿瘤病例和 960 万恶性肿瘤死亡病例（图 1、图 2），男性的恶性肿瘤发病率和死亡率均高于女性。其中胃癌的新发病例有 10.3 万，占全球新发恶性肿

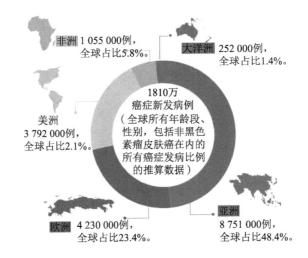

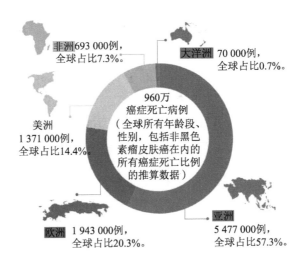

图 1 全球肿瘤发病率与死亡率（彩图见彩插 1）

引自：《人民日报》2018 年癌症年报。

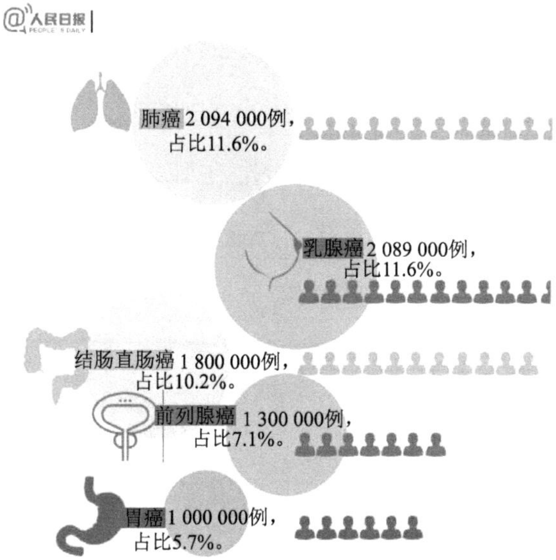

@人民日报
肺癌 2 094 000例，占比11.6%。
乳腺癌 2 089 000例，占比11.6%。
结肠直肠癌 1 800 000例，占比10.2%。
前列腺癌 1 300 000例，占比7.1%。
胃癌 1 000 000例，占比5.7%。

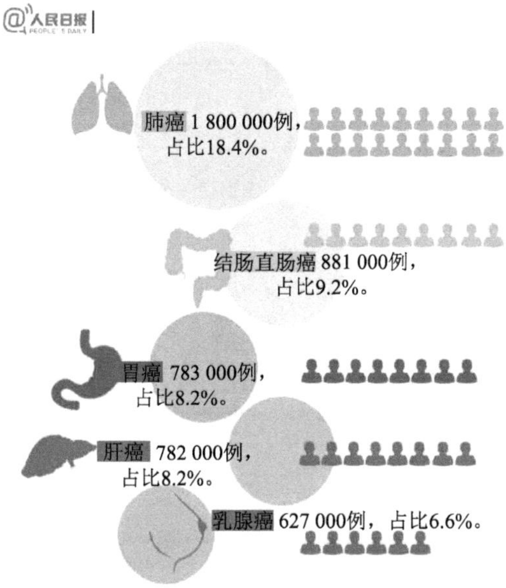

@人民日报
肺癌 1 800 000例，占比18.4%。
结肠直肠癌 881 000例，占比9.2%。
胃癌 783 000例，占比8.2%。
肝癌 782 000例，占比8.2%。
乳腺癌 627 000例，占比6.6%。

图2　2018 年统计数据（彩图见彩插2）

引自：《人民日报》2018 年癌症年报。

瘤病例的 5.7% , 居恶性肿瘤发病的第五位, 位于肺癌 (11.6%)、乳腺癌 (11.6%)、结直肠癌 (10.2%)、前列腺癌 (7.1%) 之后, 胃癌的死亡病例为 7.8 万, 占全球恶性肿瘤死亡病例的 8.2% , 居恶性肿瘤死亡病例的第三位, 排在肺癌 (18.4%)、结直肠癌 (9.2%) 之后。其中性别的差异在胃癌的发病和死亡中也有体现, 男性较女性胃癌的发病率 (7.2% *vs.* 4.1%) 和死亡率 (9.5% *vs.* 6.5%) 均明显升高 (图 3 ~ 图 5)。

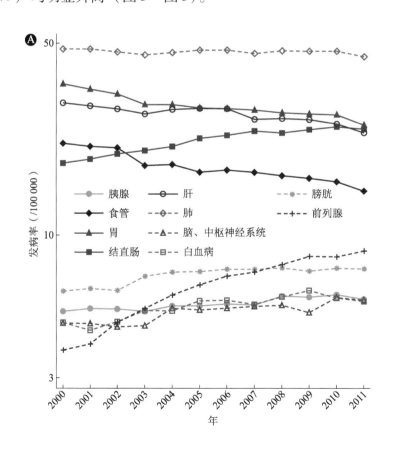

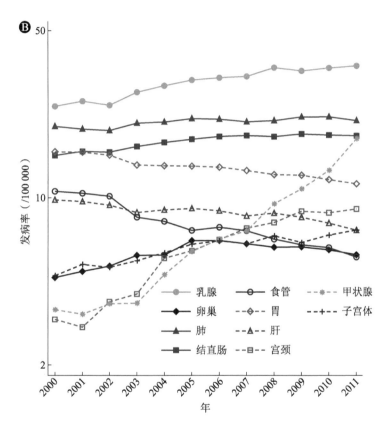

图3 中国2000—2011 年，男性（A）、女性（B）部分癌症的
发病率趋势（按 Segi 标准人群进行年龄标准化）（彩图见彩插3）

图片来源：CHEN W，ZHENG R，BAADE P D，et al. Cancer statistics in China，2015. CA Cancer
J Clin，2016，66（2）：115 – 132.

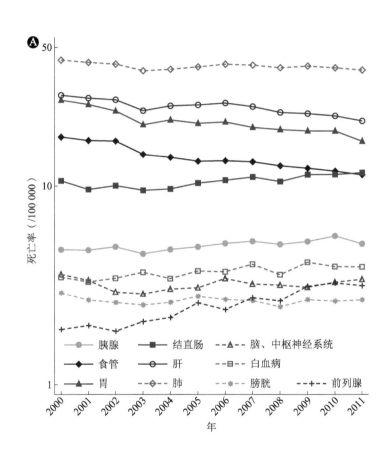

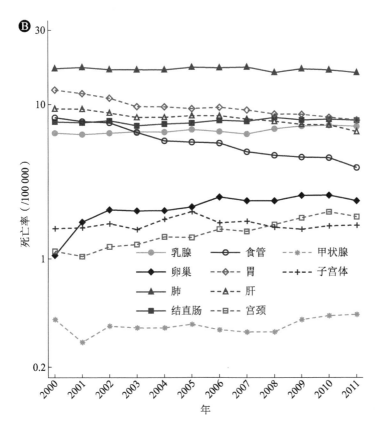

图 4　中国 2000—2011 年，男性（A）、女性（B）部分癌症的
死亡率趋势（按 Segi 标准人群进行年龄标准化）（彩图见彩插 4）

图片来源：CHEN W, ZHENG R, BAADE P D, et al. Cancer statistics in China, 2015. CA Cancer J Clin, 2016, 66（2）：115 – 132.

中国医学临床百家

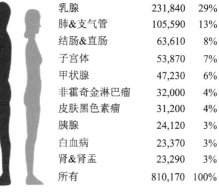

2015年新发病例				男	女			
前列腺	220,800	26%				乳腺	231,840	29%
肺&支气管	115,610	14%				肺&支气管	105,590	13%
结肠&直肠	69,090	8%				结肠&直肠	63,610	8%
输尿管膀胱	56,320	7%				子宫体	53,870	7%
皮肤黑色素瘤	42,670	5%				甲状腺	47,230	6%
非霍奇金淋巴瘤	39,850	5%				非霍奇金淋巴瘤	32,000	4%
肾&肾盂	38,270	5%				皮肤黑色素瘤	31,200	4%
口腔&咽喉	32,670	4%				胰腺	24,120	3%
白血病	30,900	4%				白血病	23,370	3%
肝&肝内胆管	25,510	3%				肾&肾盂	23,290	3%
所有	848,200	100%				所有	810,170	100%

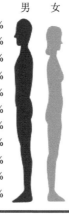

2015年死亡病例				男	女			
肺&支气管	86,380	28%				肺&支气管	71,660	29%
前列腺	27,540	9%				乳腺	40,290	13%
结肠&直肠	26,100	8%				结肠&直肠	23,600	8%
胰腺	20,710	7%				胰腺	19,850	7%
肝&肝内胆管	17,030	5%				卵巢	14,180	6%
白血病	14,210	5%				白血病	10,240	4%
食管	12,600	4%				子宫体	10,170	4%
输尿管膀胱	11,510	4%				非霍奇金淋巴瘤	8,310	3%
非霍奇金淋巴瘤	11,480	4%				肝&肝内胆管	7,520	3%
肾&肾盂	9,070	3%				脑&其他神经系统	6,380	3%
所有	312,150	100%				所有	277,280	100%

2020年新发病例

	男			女		
前列腺	91,930	21%	乳腺	276,480	30%
肺&支气管	116,300	13%	肺&支气管	112,520	12%
结肠&直肠	78,300	9%	结肠&直肠	69,650	8%
输尿管膀胱	62,100	7%	子宫体	65,620	7%
皮肤黑色素瘤	60,190	7%	甲状腺	40,170	4%
肾&肾盂	45,520	5%	皮肤黑色素瘤	40,160	4%
非霍奇金淋巴瘤	42,380	5%	非霍奇金淋巴瘤	34,860	4%
口腔&咽喉	38,380	4%	肾&肾盂	28,230	3%
白血病	35,470	4%	胰腺	27,200	3%
胰腺	30,400	3%	白血病	25,060	3%
所有	393,660	100%	所有	912,930	100%

2020年死亡病例

	男			女		
肺&支气管	72,500	23%	肺&支气管	63,220	22%
前列腺	33,330	10%	乳腺	42,170	15%
结肠&直肠	28,630	9%	结肠&直肠	24,570	9%
胰腺	24,640	8%	胰腺	22,410	8%
肝&肝内胆管	20,020	6%	卵巢	13,940	7%
白血病	13,420	4%	子宫体	12,590	4%
食管	13,100	4%	肝&肝内胆管	10,140	4%
输尿管膀胱	13,050	4%	白血病	9,680	3%
非霍奇金淋巴瘤	11,460	4%	非霍奇金淋巴瘤	8,480	3%
脑&其他神经系统	10,190	3%	脑&其他神经系统	7,830	3%
所有	321,160	100%	所有	285,360	100%

图5　按性别划分十大癌症新发病例（2015 年、2020 年）和死亡病例数（2015 年、2020 年）

图片来源：SIEGEL R L, MILLER K D, JEMAL A. Cancer statistics, 2015. CA Cancer J Clin, 2015, 65 (1): 277 - 300.

2. 胃癌在全球范围内具有地区分布差异

在全球地理分布中，恶性肿瘤的主要类型、发病情况、死亡占比、性别构成比等具有巨大差异，再次证明了恶性肿瘤的发生和结局可能与遗传因素、经济发展、社会环境、饮食结构、性别、年龄等密切相关。人类发展指数（human development index，HDI）是由联合国开发计划署（The United Nations Development Programme，UNDP）在《1990 年人文发展报告》中提出的，用以衡量联合国各成员国经济社会发展水平的指标。GLOBOCAN 的报告中指出，在肺癌、结直肠癌、乳腺癌、前列腺癌等发病或死亡排前 10 名的癌种中，存在明显的 HDI 分布差异，通常高/超高 HDI 国家或地区的恶性肿瘤发病率较低/中 HDI 地区高 2 ~ 3 倍，但死亡率差异较小，部分原因是在较低 HDI 国家中许多恶性肿瘤类型的病死率更高，这种差异在男性和女性中一致，但在女性中差异较小，而胃癌的分布中也存在这一差异。在全球范围内，东亚、南美、东欧地区胃癌高发，伊朗、土库曼斯坦及吉尔吉斯斯坦等中亚国家，以及蒙古、日本和韩国等东亚国家中胃癌均为主要的癌种和主要的肿瘤相关死亡因素。而北美、北欧和非洲地区的发病率相对较低。我国胃癌发病地理分布广泛，地区差异明显，以西北地区和东南沿海地区较为集中，有研究表明胃癌高发地区的地质分布、土壤及饮用水质等因素与其发病有关。这提示了胃癌发病的区域差异，在遗传因素的基础上，有很强的环境成分。综合来看，不同国家和地区胃癌的发病率和死亡率可相差 4~8 倍。

3. 胃癌具有人群分布差异

在全球范围内，恶性肿瘤的发病率与死亡率存在明显的性别、年龄和种族差异。胃癌在人群中以老年男性发病率最高。全世界所有恶性肿瘤合并的死亡率男性比女性高 1 倍，而在胃癌病例中，男性的发病率是女性的 2 倍。胃癌的发病年龄为 40~70 岁，其中 30 岁以后胃癌的发病呈倍数增长，其中 70 岁左右胃癌的死亡率较高，随着年龄增长恶性肿瘤相关死亡率有所下降。胃癌死亡率随着年龄增长呈现对数线性递增的趋势，显示胃癌发病是一个累积的过程。不同的种族和民族，胃癌的发病率和死亡率不同。例如，在移民人群的调查研究中发现，第一代移民到夏威夷的日本人胃癌发病率低于居住在本地的日本人的胃癌发病率，而第二代在夏威夷出生的日本人的胃癌发病率进一步降低，尽管他们的发病率仍然高于夏威夷当地人（图 6）。

中国医学临床百家

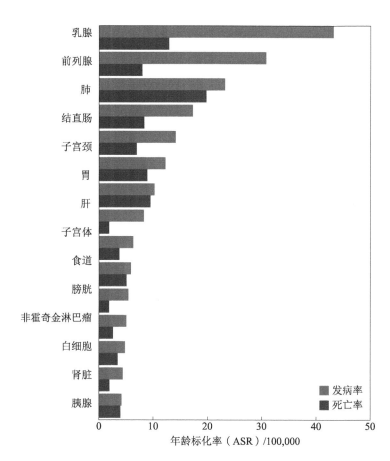

图6 年龄标准化后肿瘤发病率和死亡率

图片来源：TORRE L A, BRAY F, SIEGEL R L, et al. Global cancer statistics, 2012. CA Cancer J Clin, 2015, 65（2）: 87 - 108.

4. 胃癌的类型具有分布差异

根据全球胃癌发病类型，胃癌通常可以分为贲门型和非贲门型。在过去的半个世纪中，在大多数人群中，非贲门型胃癌的发病率一直在稳步下降。这种趋势归因于胃癌的一级预防措施，包括幽门螺杆菌（helicobacter pylori，Hp）的流行减少，以及食品保存和贮藏的改善。胃贲门癌（在食管—胃交界处出现）的流行病学特征与食管腺癌更相似，重要的危险因素包括肥胖和胃食管反流病、Barrett 食管等。

1965 年 Lauren 根据胃癌的组织结构和生物学行为，将胃癌分为肠型和弥漫型。①肠型胃癌被认为起源于肠化生黏膜，肿瘤细胞分化程度差别较大，分化好的肿瘤细胞呈柱状或立方形，可见刷状缘，且分泌黏液，一般具有明显的腺管结构，多见于老年男性，病程较长，发病率较高，预后较好。研究表明，肠型胃癌的发生与 Hp 感染有关。②弥漫型胃癌起源于胃固有黏膜，印戒细胞癌属于其中一种，癌细胞分化较差，呈弥漫性生长，缺乏细胞连接，一般不形成腺管，多见于年轻女性，易出现淋巴结转移和远处转移，预后较差。肠型胃癌的发病率在美国非裔和白种人中均呈下降趋势，而弥漫型胃癌在同类人群中却呈上升趋势，其中以印戒细胞癌的增加最为明显。而部分弥漫型胃癌有家族聚集和遗传性倾向，家系连锁研究发现 *CDH1* 基因胚系突变是其发病原因。Lauren 分型对临床流行病学的研究和预后判断具有重要意义（图 7）。

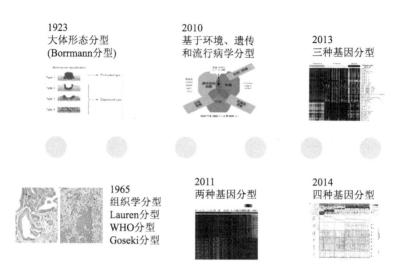

图7　胃癌的分型——近百年的认知变化（彩图见彩插5）

5. 中国胃癌高发

我国每年胃癌新发病例占全国发病病例的 10.26%，位于肺癌之后，居第二位；其中死亡病例占全国恶性肿瘤死亡病例的 12.45%，位于肺癌、肝癌之后，居第三位。全球恶性肿瘤分布显示，我国消化系统肿瘤的死亡率更是高于全球水平，近一半胃癌新发病例和死亡病例发生在中国。在中国病例中，胃癌患者的五年生存率为 36%，明显低于日本和韩国的五年生存率（超过 60%）。在我国胃癌分布也存在性别差异，男性患者远高于女性，男女比例为（2~3）:1，在男性中，胃癌的死亡率居第三位，占 13.59%；在女性中，胃癌的死亡率居第二位，占 14.49%。相关数据显示，胃癌患者平均发病年龄为 61.2 岁，0~30 岁人群胃癌发病率较低，发病率仅占到总人数的 0.6%。30～60 岁人群发病率显著递增，在 60～64 岁达到峰值，之后随着年龄增加患者人数逐渐降低。我国胃癌发病率呈东部高、西部低，并呈东部、中部、西部逐渐下降趋势。2018 年《中国肿瘤》杂志发布我国辽东半岛、山东半岛、长江三角洲、太行山脉和甘肃等地为胃癌的高发地。全国的恶性肿瘤分布具有明显的城市和农村差异，在农村地区恶性肿瘤的发病率低于城市地区，但死亡率较城市地区高。胃癌的分布也存在类似差距，其中城市地区和农村地区的胃癌死亡率均居第三位，但农村地区胃癌的死亡率高于城市地区。

参考文献

1. BRAY F, FERLAY J, SOERJOMATARAM I, et al. Global cancer statistics 2018：GLOBOCAN estimates of incidence and mortality worldwide for 36 cancers in 185 countries. CA Cancer J Clin, 2018, 68 (6)：394 – 424.

2. 陈金东. 中国各类癌症的发病率和死亡率现状及发展趋势. 遵义医学院学报, 2018, 41 (6)：653 – 662.

3. 陈万青, 孙可欣, 郑荣寿, 等. 2014 年中国分地区恶性肿瘤发病和死亡分析. 中国肿瘤, 2018, 27 (1)：1 – 14.

4. TORRE L A, BRAY F, SIEGEL R L, et al. Global cancer statistics, 2012. CA Cancer J Clin, 2015, 65 (2)：87 – 108.

5. SIEGEL R L, MILLER K D, DVM A J, et al. Cancer statistics, 2015. CA：A Cancer Journal for Clinicians, 2015, 65：5 – 29.

6. 左婷婷, 郑荣寿, 曾红梅, 等. 中国胃癌流行病学现状. 中国肿瘤临床, 2017, 44 (1)：52 – 58.

7. SIEGEL R L, MILLER K D, JEMAL A. Cancer statistics, 2018. CA Cancer J

Clin, 2018, 68（1）: 7 – 30.

8. VAUHKONEN M, VAUHKONEN H, SIPPONEN P. Pathology and molecular biology of gastric cancer. Best Practice Research Clinical Gastroenterology, 2006, 20（4）: 651 – 674.

9. SHAH M A, KELSEN D P. Gastric cancer: a primer on the epidemiology and biology of the disease and an overview of the medical management of advanced disease. J Natl Compr Canc Netw, 2010, 8（4）: 437 – 447.

10. TAN I B, IVANOVA T, LIM K H, et al. Intrinsic subtypes of gastric cancer, based on gene expression pattern, predict survival and respond differently to chemotherapy. Gastroenterology, 2011, 141（2）: 476 – 485.

11. LEI Z, TAN I B, DAS K, et al. Identification of molecular subtypes of gastric cancer with different responses to pi3-kinase inhibitors and 5-fluorouracil. Gastroenterology, 2013, 145（3）: 554 – 565.

12. Cancer Genome Atlas Research Network. Comprehensive molecular characterization of gastric adenocarcinoma. Nature, 2014, 513（7517）: 202 – 209.

13. 董颖. 消化道恶性肿瘤流行病学特征与发病现状分析. 医学综述, 2014, 20（3）: 429 – 431.

（尚昆　整理）

胃癌的病因多样

在对胃癌患者的流行病学及家族情况调查中发现，胃癌的发病具有家族聚集倾向，其中具有一级亲属胃癌家族的人群，其患胃癌的风险较无家族史的人群增加 1~2 倍。胃癌患者家属的 Hp 感染率高于一般人群，并且这些人的胃黏膜癌前组织学病变更为严重。考虑胃癌患者及其亲属具有共同的危险因素，包括遗传因素、环境因素、癌前病变、基因易感性、饮食生活习惯、区域差别、暴露于 Hp 和可能影响对 Hp 感染的免疫反应的遗传特征等。证明胃癌的发生是多病因结果的疾病。

6. 遗传易感性

（1）癌前病变促进胃癌的发生

胃癌的癌前病变是指胃黏膜异型增生，其中胃癌癌变病变包括：慢性胃溃疡、慢性萎缩性胃炎伴肠腺化生、胃息肉、胃大部切除术后残胃、胃黏膜巨皱襞症、恶性贫血等。慢性萎缩性胃炎主要表现为胃黏膜的慢性炎症和萎缩，导致胃酸分泌减少甚至无胃酸分泌，常伴有黏膜上皮的肠化，如果该过程持续发展，经过"慢性萎缩性胃炎—严重腺体萎缩—肠上皮化生—异型增生—胃癌"的过程，需要 10~20 年。胃底腺息肉基本无癌变发生。胃增生性息肉由胃小凹和固有腺体组成，较常见，多数小于 1.5 cm，癌变率不到 1%。腺瘤多呈球形、半球形或指状突起，单发或多发，占胃息肉的 10%~25%，恶变概率为 5%~10%，多为广基底、直径大于 2 cm。残胃的癌变部位多为吻合口、断端，以胃切除术毕Ⅱ氏高于毕Ⅰ氏，其经历萎缩性胃炎—肠上皮化生或假幽门腺化生—腺体囊性扩展—异型增生等病理改变，最后发生癌变。其癌变可能与十二指肠液、胆汁经吻合口反流有关。

此外，结肠癌的癌前病变遗传性非息肉病性结直肠癌（hereditary nonpolyposis colorectal cancer，HNPCC）、家族性腺瘤性息肉病（familial adenomatous polyposis，FAP）不仅与结肠癌相关，与胃癌的发生也有相关性。HNPCC 是人类最普遍的遗传性恶性肿瘤，与 DNA 错配修复 *MMR* 基因（通常为 MLH1 或 MSH2）的种系突变，以及肿瘤组织中微卫星不稳定性（microsatellite instability，MSI）相关。除了结直肠癌外，患有 HNPCC 的个体还在其他器官中罹患恶性肿瘤。其中，子宫内膜癌、小肠癌、输尿管癌和肾盂癌在 HNPCC 人群中的发病较平均人群的相对风险高，其中胃癌在 HNPCC 人群中的罹患风险排第二。在 HNPCC 胃癌患者中，胃癌组织具有以下特性：肠道组织学特性（占 92%）、高度微卫星不稳定性（microsatellite instability-high，MSI-H）（100%）、MMR 基因种系突变阳性（100%）。在西方国家人群中，HNPCC 突变携带者患胃癌的相对风险比普通人群高 4～19 倍。在亚洲地区，HNPCC 突变携带者患胃癌的罹患率也要比普通人群高 2 倍。此外，MSI 可见于 20%～30% 的肠型胃癌中。MSI-H 胃癌患者占可手术切除胃癌患者的 10%。有研究表明 MSI-H 阳性的胃癌恶性程度低，同时预后较好；但同样有研究显示 MSI-H 与微卫星稳定（microsatellite stable，MSS）的胃癌患者预后无明显差异，MSI 可能作为胃癌的一个预后标志，但是其预测结果尚存在争议。

FAP 是一种常染色体显性遗传性结肠直肠癌综合征，存在腺瘤性息肉病大肠杆菌基因突变。其子女 50% 发病，癌变年龄比一般大肠癌早，息肉出现的时间为 20 岁，癌变的平均年龄为 35～40 岁。大多数 FAP 家族史的个体在 14～15 岁接受全结肠切除术以预防结直肠癌。在 FAP 中结肠外恶性肿瘤死亡的最常见原因是十二指肠癌。胃癌在 FAP 患者中没有被认为有恶性肿瘤的风险，除了那些在普通人群中胃癌患病率较高的国家。但最近发表的数据表明，几乎所有的 FAP 患者都发展为胃底腺萎缩症，通常伴有低级别小凹畸形，偶有胃腺瘤的发生，在 FAP 人群中胃癌的发病率迅速增加。

（2）自身免疫性胃炎有患胃癌风险

慢性萎缩性胃炎根据病变部位分为 A、B 两型。A 型萎缩性胃炎胃镜检查显示胃体、胃底萎缩明显，胃窦部无萎缩，壁细胞抗体和内因子抗体阳性，α-羟丁酸脱氢酶及乳酸脱氢酶显著升高，常合并巨幼细胞性贫血（megaloblastic anemia，MA）。B 型则以胃窦部病变为主，血清胃泌素水平多正常。通常将 A 型萎缩性胃炎称为自身免疫性胃炎（autoimmune gastritis，AIG），其中 7.8%～19.5% 的人群存在抗壁细胞抗体，壁细胞抗体以壁细胞 H^+-K^+ ATP 为靶点，导致壁细胞和胃腺体破坏，胃壁细胞减少，进而胃酸分泌减少，增加胃泌素的水平，引起高胃泌素血症，从而刺激胃体和胃底部的胃神经内分泌细胞，表现为肠嗜铬样细胞的增生，有可能发展为胃类癌。胃黏膜萎缩可出现肠上皮化生或异型增生，导致胃腺癌发病率升高。部分 AIG 患者可检测到内因子抗体，导致内因子缺乏、维生素 B_{12} 吸收障碍，最终可发展为恶性贫血。AIG 会增加患者罹患胃癌和 I 型神经内分泌肿瘤的风险；曾经有报道一家四代 27 人中有 12 人患有胃癌，发现在家族成员中存在壁细胞抗体水平的升高，以及细胞介导的免疫缺陷。后期研究发现 AIG 为 $CD4^+$ T 淋巴细胞介导的自身免疫性疾病，该疾病患者部分合并桥本氏甲状腺炎、Graves 病、I 型糖尿病、系统性红斑狼疮等自身免疫性疾病。

（3）基因突变对胃癌的促进作用

胃癌的发生为多阶段、多基因、多步骤的过程，基因的改变包括癌基因激活、抑癌基因失活、新生血管的形成、MSI、细胞黏附因子的表达降低等。

①抑癌基因的失活与胃癌的发生相关

p53 基因在各种组织中普遍表达，是一个在细胞增生调控中

起重要作用的抑癌基因，不仅能抑制细胞增生，而且也参与细胞凋亡、衰老和分化的调节，*p53* 基因的失活对肿瘤形成起重要作用。活化的 p53 蛋白靶向调控细胞增生周期及基因的转录，阻止细胞通过 G1/S 检查点，使细胞停留于 G1 期；修复损伤而维持基因组的稳定性。同时在 G1/S 控制点起作用，决定细胞是否启动 DNA 合成或凋亡。抑癌基因 *p53*、*p16* 在肠型和弥漫型胃癌中均失活，其中肠型胃癌中还可见到 *APC* 基因的突变。在胃癌组织中可检测到 *p53* 基因突变率达 32%。p53 突变和 p53 蛋白过表达与胃癌发生部位有关，贲门癌的 p53 过表达高于胃窦部癌，而贲门癌具有更高的侵袭性，可能与 p53 表达、血管侵袭及淋巴结转移等有关。*p16* 为细胞周期负调控基因，*p16* 基因的甲基化，导致基因表达降低或缺失，从而促进肿瘤的发生，检测发现在正常组织中 *p16* 基因的表达为 90% 以上，而在胃癌组织中为 40% 甚至缺失，促进了胃癌的发生、发展。

乳腺癌易感基因（breast cancer susceptibility gene1，*BRCA1*）是一个重要的抑癌基因，编码乳腺癌易感性蛋白 BRCA1 和 BRCA2，他们都是染色体同源重组（homologous recombination，HR）的必需成分，BRCA 缺乏会导致基因组易位和异常重排，从而可能在正常健康组织中发展为恶性肿瘤。BRCA1 参与早期胚胎发育，并与在 S 期和 G2 期末期的细胞周期进程中具有关键作用的蛋白质相互作用。结果，BRCA1 促进了对 DNA 损伤的凋亡并启动了 HR。BRCA2 的主要功能是在 DNA 损伤后与 BRCA1 相互作用，具有细胞周期调控、DNA 双链损伤修复等多项功能。*BRCA* 基因启动子 CpG 岛甲基化，导致 BRCA1 蛋白表达降低，研究表明在胃癌组织中 BRCA1 蛋白的阳性率低于癌旁组织，其甲基化修饰导致基因低表达，肿瘤抑制作用减弱，可能促进胃癌的发展。BRCA1/BRCA2 异常携带者的一级亲属携带者罹患胃癌的风险增加了 6 倍。

②原癌基因的激活或过表达与胃癌的发生过程相关

表皮生长因子受体家族包括表皮生长因子受体（EGFR 或 HER1/c-erbB-1）、HER2（c-erbB-2）、HER3（c-erbB-3）和 HER4（c-erbB-4）。EGFR 已在众多肿瘤中得到广泛研究。EGFR 配体包括表皮生长因子（epidermal growth factor，EGF）、转化生长因子-α（transforming growth factor alpha，TGF-α）、双调蛋白、肝素结合型 EGF 和 β-细胞调节素，可激活 Ras-Raf-MAPK 和 PI3K-Akt。这些主要的信号通路调节细胞增生、血管生成和细胞凋亡抑制，这有助于恶性肿瘤的发展。*c-erbB-2* 基因又称为 *neu* 或 *HER2* 基因，是一种癌基因，在多种肿瘤中，其癌基因及其蛋白产物 *p185* 均有过度表达和扩增。*c-erbB-2* 癌基因蛋白产物 *p185* 的病理研究首先多见于乳腺癌，c-erbB-2 蛋白产物的阳性表达可作为判断乳腺癌预后的一个独立指标。后来研究发现，c-erbB-2 在多种肿瘤中均有扩增表达，包括子宫内膜癌、卵巢癌、食管癌、结直肠癌、胃癌等，并对肿瘤的预后和治疗产生影响。激活后的 c-erbB-2 增加与细胞转化有关的酪氨酸激酶活性，促进肿瘤细胞的深部浸润及转移，c-erbB-2 激活与胃癌的不良预后相关。

B 细胞淋巴瘤-2 基因（B-cell lymphoma-2，Bcl-2）首先发现于滤泡型 B 细胞淋巴瘤中，具有 20 多个同源物，根据它们的作用机制分为两大类。一类具有抗凋亡作用，如 Bcl-2、MCL-1 等；另一类具有促凋亡作用，如 Bax、Bak。Bcl-2 能与 Bax 形成异二聚体，抑制 Bax 离子通道的形成，使一些小分子（如细胞色素 C）不能自由通过，从而发挥抗凋亡作用。Bcl-2 还可以与凋亡蛋白酶激活因子-1（apoptosis protease activating factor-1，Apaf-1）结合，抑制胱天蛋白酶（Caspase）的活性。其中 Apaf-1 含有与 Caspase 结合的特异功能区，二者结合可激活 Caspase，引起细胞凋亡。胃黏膜从良性病变发展到恶性病变，Bcl-2 蛋白的表达随异型增生程度的加重而递增，Bcl-2 的高表达与胃癌的形成有密切关系，同时与胃癌患者的临床病理特征和预后有关系。

肝细胞生长因子（hepatocyte growth factor，HGF）受体（c-met）是一种具有酪氨酸激酶活性的、由原癌基因 c-met 编码的蛋白产物，为一种上皮/内皮细胞表面跨膜受体，对 HGF 具有特异性，HGF 是间充质细胞以非活性形式分泌的糖蛋白。在胃癌的发展过程中，胃黏膜的萎缩、肠上皮化生、异型增生、癌变、c-met 阳性呈递增趋势。对于胃癌患者的组织标本，在正常胃黏膜、胃癌旁组织、胃癌组织中，检测 c-met 阳性率逐步上升。

③细胞微环境的改变促进胃癌的发生与进展

E-钙黏着蛋白基因（*CDH1*）是一种抑癌基因，其编码的产物 E-钙黏蛋白（E-cadherin）是细胞表面糖蛋白钙黏蛋白家族的成员，是一种依赖 Ca^{2+} 的细胞间黏附分子，主要存在于上皮组织中，与炎症组织中的胚胎发生、细胞极性、细胞分化和细胞迁移有关。目前研究显示在约 50% 的弥漫型胃癌中存在 E-cadherin 的减低或缺失，E-Cadherin 的功能丧失将破坏细胞间的正常黏附，改变生长控制信号，导致癌转移。

血管内皮生长因子（vascular endothelial growth factor，VEGF）为单次跨膜蛋白，其胞内段具有酪氨酸激酶活性及酪氨酸残基自身磷酸化位点。配体与受体结合激活 VEGFR 通路，为下游信号蛋白提供锚定位点，从而激活一系列细胞内信号通路，促进肿瘤血管生成及淋巴结转移。VEGF 家族包括 VEGF-A、VEGF-B、VEGF-C、VEGF-D、VEGF-E 和胎盘生长因子（placental growth factor，PLGF）。VEGF 和 VEGF 受体（vascular endothelial growth factor receptor，VEGFR）表达在肿瘤血管生成和淋巴管生成中具有重要作用。迄今为止，VEGF-A 是最有效的血管生成刺激剂之一，通过激活主要由血管内皮细胞表达的酪氨酸激酶受体 VEGFR-1 和 VEGFR-2 发挥其血管生成功能，可影响内皮细胞的增生，以及运动性和血管通透性。据报道，VEGF-C 通过激活 VEGFR-3 对淋巴管内皮细胞的作用，诱导了肿瘤淋巴管的生成，从而促进肿瘤的转移。其中 VEGFR-3 阳性与胃癌分期有密切联系，VEGFR-3 的高表达水平提示胃癌患者预后不良。

7. 感染因素

（1）Hp 持续慢性感染与胃癌相关

自 1983 年 Warren 首先从人胃黏膜组织中分离出 Hp 以来，Hp 在胃癌的发病相关研究中引起了广泛关注。目前认为 Hp 感染是引发胃癌的重要因素。我国胃癌高发地区成人 Hp 的感染率在 60% 以上，明显高于低发区（13%～30%）的 Hp 感染率。欧洲胃癌研究组，通过对 13 个国家的 17 种人群进行研究分析发现，Hp 感染与胃癌发生及死亡的相关系数分别为 2.68（$P = 0.001$）和 1.79（$P = 0.002$），Hp 感染胃癌的危险性为无感染者的 6 倍。然而高 Hp 感染率并不意味着胃癌发病率高，西非人群的 Hp 感染率高达 70%～80%，而胃癌的发病率却很低。由此推测，Hp 感染是胃癌发生的危险因素之一，其致癌作用需与人群的遗传易感性共同作用。

Hp 通过诱发胃黏膜的炎症反应，促进黏膜上皮增生和产生自由基进而造成 DNA 和细胞的损伤，促进恶性肿瘤发生；Hp 分泌多种细胞毒力因子，其中细胞空泡毒素 A（vacuolating cytotoxin antigen，VacA）、细胞毒素相关蛋白 A（cytotoxin-associated protein，CagA）均为胃癌的高危因子；Hp 的 DNA 可转换至胃黏膜细胞中致癌；Hp 感染能导致胃酸分泌功能下降，胃内的硝酸盐还原酶阳性菌谱多，导致亚硝酸盐含量升高，具有协同致癌作用。

在慢性感染的人群中，Hp 是导致慢性消化性溃疡和慢性萎缩性胃炎的主要病原体，可以引发典型的炎症微环境，使胃黏膜细胞经历肠化生、异型性增生等恶性肿瘤进化发育过程。Hp 慢性感染可以使非贲门部胃癌的发生风险增加 5.9 倍，但对于贲门部恶性肿瘤发生的作用并不显著。大数据显示 Hp 感染是人类胃部常见的细菌感染，影响了全球一半以上的人口。在美国进行的两个病例对照研究表明，Hp 感染与胃癌之间存在关联。日本长期的观察性研究显示，胃癌仅在患有多种胃病的 Hp 感染患者中发生。有证据显示，根治 Hp 可终止萎缩性胃炎及肠上皮化生的进展，甚至可以逆转。对于胃癌的作用，通过根治 Hp 可降低 50% 胃癌的发生率，同时降低早期胃癌内镜下治疗后的新发胃癌风险。因此根除 Hp 感染，可抑制黏膜细胞的转化，从而减少细胞癌变的发生。目前的三联疗法对 Hp 感染的治愈率高达 80%，然而发展中国家的再感染率很高，可能与饮食、环境、生活习惯等多重因素相关，是不是所有的 Hp 感染都需要根除尚无定论。目前建议，至少需要在一级亲属患有胃癌的人群中检测并根治 Hp，有显著消化系统症状或者已经患有糜烂性胃炎、胃溃疡的患者需要积极根除 Hp，减少胃癌的发生。

（2）EB 病毒（epstein-barr virus，EBV）感染与胃癌的发生相关

EBV 是一种常见的人类 DNA 疱疹型病毒，由衣核蛋白、内核及包膜组成。内核为缠绕双链 DNA 的核心蛋白组成；衣核蛋白为对称的 20 面体；包膜为病毒释放时包绕病毒的宿主细胞核膜，

膜上有特异性糖蛋白，具有免疫原性，表达 EBV 核抗原（epstein-barr virus nuclear antigen，EBNA）、EBV 潜伏膜蛋白（latent membrane protein，LMP）及 EB 病毒编码小 RNAs（epstein-barr viral encoded RNAs，EBERs）等，能够识别淋巴细胞或上皮细胞的 EBV 结合位点并介导细胞融合，形成潜伏感染状态。在外界因素诱导或自身免疫功能下降的情况下，EBV 可进入裂解增生期，激活癌基因或者抑癌基因突变，从而导致恶性肿瘤的发生。目前已证明 EBV 感染与鼻咽癌、伯基特淋巴瘤（Burkitt 淋巴瘤）、霍奇金淋巴瘤、传染性单核细胞增多症等有密切的关系。

EBV 感染与胃癌的发生有相关性。通过对胃癌细胞进行检测发现，不仅胃的淋巴上皮瘤样癌存在 EBV，而且在胃腺癌中也检测出了 EBV 阳性。EBV 相关胃癌的癌变研究过程发现，在胃癌细胞和组织中检出 EBV 感染，而在相应的癌旁组织和正常细胞中 EBV 均呈阴性。EBV 相关的疾病发生有明显的人种及地域性差异，非洲儿童主要发生 Burkitt 淋巴瘤，中国人群主要为鼻咽癌，而胃癌则无明显的全球地方差异。但 EBV 感染相关的胃癌在所有胃癌中的比例有明显的地区分布差异，如在中国河南为 11.9%，福建为 10.3%，青岛为 6.4%；而在日本、北美分别为 7.0%～11.0%、16.0%。

8. 生活方式与胃癌的关系

（1）饮食习惯与胃癌的发病相关

饮食种类和习惯是最常见也最容易控制的胃癌发生危险因素。

既往流行病学调查结果显示，高盐、熏制、发霉食物与胃癌的发生明显相关。高盐食物如腌鱼、咸菜等高浓度盐可刺激胃黏膜，导致壁细胞脱落，从而破坏胃黏膜的屏障作用，同时胃酸分泌减少，抑制前列腺素 E 的合成，前列腺素 E 为提高胃黏膜抵抗力的保护剂，其分泌减少进一步加重了破坏胃黏膜的屏障功能，导致胃黏膜细胞易受攻击因子破坏而损伤，上皮细胞修复增生，增加细胞异型性增生的风险。高盐渗透作用可破坏细胞结构，造成胃黏膜的充血、水肿、糜烂溃疡等病理改变。此外腌制食品中富含二级胺或亚硝酸盐，在胃酸环境下极易与胃内的胺类物质形成亚硝胺，有较高的致癌作用。

研究表明，如果减少每日最大推荐盐摄入量〔中国最大盐摄入推荐量为 6 g，世界卫生组织（world health organization，WHO）最大盐摄入推荐量为 5 g〕可降低 1/7 的胃癌发病率。煎炸或熏烤的食物可产生多环芳香烃类化合物，其中具有代表性的 3，4-苯并芘可促进胃癌的发生。现研究发现在胃癌组织中有黄曲霉毒素、杂色曲霉毒素等霉菌，发霉的食物如花生含有黄曲霉素，可诱发胃癌的发生，且对肝癌也有致癌作用。新鲜的水果、蔬菜富含维生素 A、维生素 C、维生素 E，它们能阻断人体内外亚硝胺的合成反应。维生素 C 具有的抗氧化作用和清除自由基的作用，对胃黏膜有保护作用，促进上皮细胞正常发育。维生素 A、维生素 E 具抗氧化作用，能够增强机体免疫力，调节细胞分化，减少胃黏膜的病理改变。大蒜中含有双丙烯基硫化物和丙烯基甲基三硫化物，能够抑制肿瘤的发生，食用大蒜还可以使胃酸分泌增多，降低胃内亚硝酸盐及霉菌的含量。绿茶中含有维生素 C、维生素 E 和茶多酚等多种亚硝化抑制剂。此外，不良的饮食习惯如饮食不规律、暴饮暴食、快食、喜食刺激性摩擦性大的食物等会导致胃酸分泌紊乱，容易引起胃内环境的改变及慢性萎缩性胃炎（chronic atrophic gastritis，CAG），都会间接增加胃癌发生风险。因此保持合理膳食能很好地预防胃癌的发生。目前研究较多的地中海饮食习惯，以蔬菜水果、橄榄油、鱼类、杂粮等为主，有较好的抑制胃癌发生的作用。

（2）大量吸烟、饮酒促进胃癌的发生

有研究表明，吸烟大于 20 支、饮酒大于 5 次/14 天，发生胃癌的风险增加 5 倍，且胃癌发病风险随吸烟量的增加而升高，存在明显的量效关系。

吸烟是全球恶性肿瘤发生的主要因素。2016 年，据估计在可归因于吸烟的疾病中，约有 19% 是恶性肿瘤。对于胃癌而言，吸烟与癌前病变的发展有关，包括慢性萎缩性胃炎、肠上皮化生等，并且它是浸润性肿瘤的既定风险因素。研究发现吸烟者与不吸烟者相比，其胃癌发病较高，且吸烟者每日吸烟数量越多，胃癌的发病风险越高，并且影响胃癌的复发和生存。吸烟可通过以下方式促进胃癌的发生：①烟草中富含的 3，4-苯并芘可与胃黏膜直接作用，促进胃癌的发生；②吸烟可促进 Hp 感染风险，破坏胃黏膜，促进肠上皮化生。

同样，饮酒与胃癌的发生也具有相关性，同时其与胃癌发生呈剂量相关性。按乙醇饮料类别分组分析时，啤酒的摄入会显著增加胃癌风险，而白酒和红葡萄酒则无显著相关性，这可能与啤酒中含有亚硝酸盐有关。

（3）其他因素影响胃癌的发生

肥胖是贲门癌的一项重要危险因素，肥胖可增加腹压，加剧胃食管反流，导致 Barret 食管，产生胃食管连接部位的癌前病变。一项研究显示，高体重人群的贲门癌发病率是轻体重人群的2.3倍。胃癌作为一种心身疾病，心理因素在其发生、发展中起到不可忽视的作用。面对加快的生活节奏和生活压力，长期的负面效应及难以自我调节的不良情绪是胃癌的易感行为模式，并且严重影响患者预后。该过程可能与焦虑、紧张等情绪持续存在对机体神经内分泌系统的反馈调节机制。

胃癌的家族史调查分析提示，消化道肿瘤家族史是胃癌发生的重要危险因素，这一方面显示出先天遗传倾向性的作用，另外一方面显示出家庭成员的饮食和生活习惯存在相似性，使得相关外源性危险因素的暴露体现出家族聚集性的特征。高收入国家的最新研究表明，通过消除或减少已知生活方式和环境风险因素的暴露，可以避免 1/3 ~ 2/5 的新恶性肿瘤病例。尽管有几种干预措施被证明是预防恶性肿瘤的有效手段，但国际上对促进和实施一级预防的努力仍缺乏动力，决策者仍未意识到预防的进展程度和带来的益处。

中国医学临床百家

参考文献

1. HATCH A J, CLARKE J M, NIXON A B, et al. Identifying blood-based protein biomarkers for antiangiogenic agents in the clinic: a decade of progress. Cancer J, 2015, 21 (4): 322-326.

2. GOECKE T, SCHULMANN K, ENGEL C, et al. Genotype-phenotype comparison of german MLH1 and MSH2 mutation carriers clinically affected with lynch syndrome: a report by the german HNPCC consortium. Journal of Clinical Oncology, 2006, 24 (26): 4285-4292.

3. PARK Y J, SHIN K H, PARK J G. Risk of gastric cancer in hereditary nonpolyposis colorectal cancer in Korea. Clinical Cancer Research, 2000, 6 (8): 2994-2998.

4. VASEN H F, WIJNEN J T, MENKO F H, et al. Cancer risk in families with hereditary nonpolyposis colorectal cancer diagnosed by mutation analysis. Gastroenterology, 1996, 110 (4): 1020-1027.

5. LEONE P J, MANKANEY G, SARVAPELLI S, et al. Endoscopic and histologic features associated with gastric cancer in familial adenomatous polyposis. Gastrointest Endosc, 2019, 89 (5): 961-968.

6. LAHNER E, NORMAN G L, SEVERI C, et al. Reassessment of intrinsic factor and parietal cell autoantibodies in atrophic gastritis with respect to cobalamin deficiency. The American Journal of Gastroenterology, 2009, 104 (8): 2071-2079.

7. KODAMA M, KITADAI Y, TANAKA M, et al. Vascular endothelial growth factor C stimulates progression of human gastric cancer via both autocrine and paracrine mechanisms. Clin Cancer Res, 2008, 14 (22): 7205-7214.

8. ALEXANDROV L B, NIK-ZAINAL S, SIU H C, et al. A mutational signature in gastric cancer suggests therapeutic strategies, Nat Commun, 2015, 6: 8683.

9. MIHAILIDOU C, KARAMOUZIS M V, SCHIZAS D, et al. Co-targeting c-Met and DNA double-strand breaks (DSBs): therapeutic strategies in BRCA-mutated gastric carcinomas. Biochimie, 2017, 142: 135-143.

10. XIAO S D, JIANG S J, HU Y B, et al. Serum vitamin B12 levels and dual iso-

tope test for vitamin B12 malabsorption in atrophic gastritis. Chinese Medical Journal, 1985, 98 (5): 349 – 352.

11. APPELMELK B J, NEGRINI R, MORAN A P, et al. Molecular mimicry between helicobacter pylori and the host. Trends in Microbiology, 1997, 5 (2): 70 – 73.

12. DE SIERVI A, DE LUCA P, BYUN J S, et al. Transcriptional autoregulation by BRCA1. Cancer Res, 2010, 70 (2): 532 – 542.

13. KIM J H, UHM H D, GONG S J, et al. Relationship between p53 overexpression and gastric cancer progression. Oncology, 1997, 54 (2): 166 – 170.

14. TAJIMA Y, YAMAZAKI K, MAKINO R, et al. Differences in the histological findings, phenotypic marker expressions and genetic alterations between adenocarcinoma of the gastric cardia and distal stomach. Br J Cancer, 2007, 96 (4): 631 – 638.

15. UCHINO S, TSUDA H, MARUYAMA K, et al. Overexpression of c-erbB-2 protein in gastric cancer. Its correlation with long-term survival of patients. Cancer, 1993, 72 (11): 3179 – 3184.

16. SHINOHARA T, OHSHIMA K, MURAYAMA H, et al. Apoptosis and proliferation in gastric carcinoma: the association with histological type. Histopathology, 1996, 29 (2): 123 – 129.

17. SUNDBLAD A S, TAMAYO R. Expression of MIB-1/KI-67 and bcl-2 in gastric carcinoma. Relationship with clinico-pathological factors. Acta gastroenterol Latinoam, 1995, 25 (2): 67 – 72.

18. HAN F H, LI H M, ZHENG D H, et al. The effect of the expression of vascular endothelial growth factor (VEGF) -C and VEGF receptor-3 on the clinical outcome in patients with gastric carcinoma. Eur J Surg Oncol, 2010, 36 (12): 1172 – 1179.

19. KAURAH P, MACMILLAN A, BOYD N, et al. Founder and recurrent CDH1 mutations in families with hereditary diffuse gastric cancer. JAMA, 2007, 297 (21): 2360 – 2372.

20. CHOI I J, KIM C G, LEE J Y, et al. Family history of gastric cancer and helicobacter pylori treatment. New England Journal of Medicine, 2020, 382 (5): 427 – 436.

21. ITOH T, TOKUNAGA M. Clinicopathology of epstein-barr virus-related gastric

carcinoma. Nihon Rinsho, 1997, 55 (2): 363 – 367.

22. 万榕，高美钦，高凌云，等. 胃癌组织中 EB 病毒编码的 RNA 原位杂交检测. 福建医科大学学报，1998 (2): 148 – 150.

23. BERGMAN M P, AMEDEI A, D' ELIOS M, et al. Characterization of H^+, K^+-ATPase T cell epitopes in human autoimmune gastritis. European Journal of Immunology, 2003, 33 (2): 539 – 545.

24. LI Y, ESHAK E S, SHIRAI K, et al. Alcohol consumption and risk of gastric cancer: the Japan collaborative cohort study. J Epidemiol, 2021, 31 (1): 30 – 36.

（尚昆　整理）

识别早期胃癌信号的方法

早期胃癌无特异性的临床症状，同时目前无准确有效的普查手段，这种模糊的症状往往得不到患者甚至临床医生的重视，但胃癌在发病前还是会有一些预警信号。

9. 生活中身体发生哪些问题时我们要警惕胃癌呢？

（1）食欲减退

约有 50% 的胃癌患者会出现食欲减退的症状。该症状通常没有明显的诱因，许多的胃癌患者会在早期出现食欲减退，什么都不想吃或者吃饭前十分饥饿但吃一点食物就有饱腹感，对自己喜爱的食物失去了兴趣，尤其厌恶肉类或油腻的食物，同时伴有消化不良等症状，最后升级为厌食。同时存在部分由于进食后会产生腹痛、腹胀等而主动限制进食的患者。人们常常不重视这一症状，并误认为其是由于胃肠炎或者胆囊炎等疾病造成的，自行服用药物治疗后症状缓解就未再诊治，错失最佳治疗时机。所以当出现这种症状长时间不缓解时，需要我们警惕胃癌的可能。

（2）消瘦

许多疾病都会引起体重的下降，如克罗恩病、糖尿病等，可能会出现无法解释的体重下降。恶性肿瘤患者的一个常见的症状就是消瘦，主要是因为癌细胞的生长需要依靠大量的营养物质及能量，而人体每天摄入的能量相对恒定，完全不够肿瘤细胞所消耗，这样肿瘤细胞就会与正常的组织和细胞竞争能量，导致机体无法获得足够的能量。加上胃癌患者本身食欲较差，摄入的能量相比正常人更少，直观的表现就是突然的体重下降。一部分胃癌患者发病时尽管无典型的消化道症状，但会出现不明原因的体重下降、消瘦及全身乏力等情况，主要是因为机体消耗的能量远远超过摄入的能量，所以排查时仍需考虑胃癌的可能性。

（3）恶心、呕吐和嗳气等消化不良症状

患者还可能会出现恶心、呕吐和嗳气的症状。通常情况下消化不良等症状是有诱因的，如冷热油腻等刺激，但胃癌引起的一系列恶心、呕吐、嗳气等常常没有诱因。恶心是一种主观的欲吐感觉，发生时常伴皮肤苍白、出汗、血压降低、心动过缓等迷走神经兴奋的症状；呕吐则是有意识地将胃内容物经食管口等逼出体外。能够引起恶心、呕吐的疾病有急性肠胃炎、急性胰腺炎或食物中毒等，部分中枢神经系统疾病也可引起恶心、呕吐，最常见的原因还是消化道梗阻引起的恶心、呕吐。当胃部肿瘤的位置位于胃食管交接部附近时，会导致幽门梗阻，频繁出现恶心、呕吐等症状，呕吐物多为隔餐食物，呕吐量大，伴发酵、腐败气味。呕吐次数视梗阻程度而定。多次呕吐后，患者会因进食较差而出现脱水、低氯低钾性碱中毒等临床表现。

嗳气是胃里面的气体不能顺利地往下排，向上反流出现嗳气、打嗝的症状。打嗝的味道会有一些酸臭、臭鸡蛋味等。消化不良或者胃溃疡、胃炎等也会出现嗳气的症状。肿瘤在发展的过程中影响到迷走神经及膈肌时，也会引起持续性的打嗝。这些症状特异性不强，常被误认为胃肠炎而忽视，要提防这可能是胃癌的表现，需及时去医院检查。

（4）上腹部饱胀不适

所谓饱胀不适，是一种上腹部的闷胀感，有时会在进食后或饮酒后出现。胃肿瘤因为在胃里占据了位置，导致胃肠道的蠕动变得更慢使得食物难以消化，所以患者在吃完饭后，会出现很剧烈的胀气。当然消化不良时也会引起腹胀，但是其产生的腹胀，可以随着运动或者是吃药而缓解。

（5）腹部疼痛

胃癌早期的上腹部不适，起初会较轻微，随着疾病的进展渐渐加重。疼痛无明显规律性，部位主要在胃的上部分，多为间断性隐痛，疼痛位置定位不清，进食后不易缓解或短期缓解后又会出现，随着肿瘤的进展，这种疼痛会越来越明显。如何区分胃病引起的胃痛和胃癌引起的胃痛呢？如果日常生活中，突然胃痛一下，但清淡饮食或服用药物，往后没有再发作，可能是进食不当导致胃部不适。如果患者原有慢性胃病的疼痛规律发生改变，如以前空腹痛或进食后痛的规律性明显，近期规律性消失，或原来治疗有效的药物现在效果不佳，这种变化就提示需要去医院进行相关必要的检查。

（6）经常性的腹泻

临床上也有一部分胃癌患者出现经常性的腹泻，同时伴或不伴有胃部的症状。我们这里考虑到胃癌引起的病变并不会局限于胃部这一单独的器官，而是会导致整个消化系统的紊乱。这可能与胃酸过低有关，使得大便呈糊状。当晚期胃癌出现转移灶累及结肠时常可引起腹泻、鲜血便等。

（7）出血

出血是胃癌较常见症状之一，在早期胃癌中占 50%～65%，其中又有 20% 的患者会出现黑便的症状。引起出血的主要原因是肿瘤细胞快速的生长繁殖，侵犯了胃部的小血管，进而出现大便潜血的症状，如果进一步侵犯到了大血管，则会向上引发呕血，向下则会出现黑便，多为柏油样。有的患者发现自己大便带血时，多数认为是痔疮，尤其之前有过痔疮病史的患者，便未加重视。胃癌引起的便血和痔疮引起的是不同的，前者血液的颜色多为暗红色，是不能通过药物来缓解的，即便是正常作息和饮食、多饮水，仍然会出现便血的症状。更加危险的是当出现呕吐出血和黑便时，说明患者的肿瘤已经生长到一定程度了，且肿瘤的体积也增大到侵犯血管的程度了。生活中常见的引起大便出血的疾病还有可能是克罗恩病或者结肠炎等，无论是不是胃癌，都值得我们警惕。

（8）副肿瘤综合征

由于肿瘤的产物异常而引起的免疫反应或者一些其他的不明原因而造成的机体在神经、造血、消化、内分泌、骨关节、肾脏及皮肤等系统发生病变，进而出现相应的临床表现。这些表现不是由原发肿瘤或转移灶所在部位直接引起的而是通过上述途径间接引起的，所以被称作副肿瘤综合征。早期胃癌也会引起副癌综合征，这些症状发生于胃癌之前，如反复发生的血栓性静脉炎、黑棘皮病、皮肌炎等，其中黑棘皮病的主要表现为皮肤皱褶处色素沉着，尤其在两腋下。

10. 哪些疾病需要我们警惕会发展成胃癌呢？

（1）认识癌前病变

首先，肿瘤的发生和发展是一个漫长的演变过程。在致瘤因子的刺激下，细胞内的遗传物质会出现一系列改变。正常细胞形态学因此会发生一系列改变，由异型增生、原位癌而进展为浸润癌，逐步演变为具有侵袭能力的恶性细胞。当调节细胞的基因发生突变、缺失或扩增，将导致基因表达调控失常，出现异常的生长、增生、分化和凋亡等形态和功能的改变，从而转化为肿瘤细胞。研究表明，肿瘤中的肿瘤细胞并非起自分化成熟的细胞，而是由正常组织中未分化的干细胞经多次遗传学突变产生恶性转化而成，具有侵袭和转移能力。

那么何为癌前病变？所有恶性肿瘤都有癌前病变，但并非所有癌前病变都会恶化成恶性肿瘤。癌前病变是指恶性肿瘤发生前的一个特殊阶段。当致瘤因素持续存在作用，癌前病变则有较大可能转变成恶性肿瘤；当致瘤因素被清除，癌前病变会恢复到正常状态。就胃癌来讲，慢性胃溃疡是一种癌前状态，如果及时治疗，溃疡得到了有效治疗，就不会发展成胃癌，但如果溃疡没有得到有效治疗，放任其反复发作，溃疡创面的黏膜受刺激而增生，出现了组织学和病理学的变化，并不断演进，才会发展成胃癌。准确来讲，癌前病变是组织病理学上的概念，指癌变倾向较大的病变（异型增生和原位癌）。WHO 规定恶变可能性 > 20% 的病变才属于癌前病变，但未加上病变发展的时间限制。癌前病变最终是经组织病理学确诊的。广义上来说，其是指凡有可能发展为恶性肿瘤的所有病变和疾病，但实际上这一概念也包括了癌前状态。

在常见的癌前病变当中，与胃癌最相关的就是慢性炎症。如Hp 引起的 CAG 和淋巴组织增生与胃癌有密切联系；慢性萎缩性胃炎伴肠腺化生，尤其伴不完全结肠化生与肠型胃癌关系密切。

胃癌癌前病变是指胃黏膜及腺上皮发生肠上皮化生、异型增生（上皮内瘤变）的某种病理变化。胃癌从组织学角度可分为肠型和弥漫型，我国以肠型胃癌多见。慢性非萎缩性胃炎—慢性萎缩性胃炎—胃黏膜肠上皮化生—异型增生（中重度）—胃癌（肠型）的模式是目前公认的肠型胃癌发生模式。其中 WHO 将 2010

版《国际肿瘤组织学分类》的"异型增生"正式更改为"上皮内瘤变",指胃黏膜的上皮结构产生突变及细胞学发生特殊变化,即核结构、分裂、排列等方面与寻常不同。

（2）需要警惕的疾病——慢性萎缩性胃炎

当我们在身体出现不适,去医院检查时,医生告诉我们诊断为 CAG 时,就要对此提高警惕了。CAG 在临床上可分为非萎缩性和萎缩性,是一种由多种病因引起的胃黏膜慢性炎症,常见的病因是 Hp 感染,80%～90% 的慢性活动性胃炎患者于胃黏膜中可检测到 Hp 感染,其主要分布于胃窦,与炎症的分布完全一致。关于 Hp 引起胃炎的机制,目前有这几种看法:Hp 诱导上皮细胞释放白介素-8,诱发可损害胃黏膜的炎症反应;Hp 尿素酶分解尿素产生的氨,以及产生的空泡毒素等可直接损伤胃黏膜上皮细胞;Hp 可以通过抗原模拟或交叉抗原机制诱发免疫反应,也可损伤胃黏膜上皮细胞。Hp 参与肿瘤细胞的增生、凋亡及癌基因的表观遗传修饰,导致炎性病变相关的肿瘤发生已经得到了共识。另外一种胃癌的致病因子就是 EBV。EBV 主要存在于胃癌细胞及淋巴样间质内,正常上皮细胞多无 EBV。近年来,伴随着胃癌分子分型的建立和免疫治疗的兴起,EBV 相关胃癌逐渐受到重视,但 EBV 在胃癌致病过程中的作用机制尚未明确。近年来研究表明,EBV 作为一种 DNA 病毒可以编码大量 miRNA,这些 miRNA 与宿主基因之间相互作用,形成复杂的调控网络,通过对多种细胞进程,如细胞增生、凋亡、转化、迁移及免疫逃避等进行调节,在 EBV

相关胃癌的发生和发展中发挥重要作用。在 TCGA 分子分型中，EBV 型具有较高的 CpG 岛甲基化、PI3K 突变、程序性死亡配体 1/2（PD-L1/2）过表达和细胞周期蛋白依赖性激酶抑制剂 2A（CDKN2A）沉默，并有免疫相关信号通路的激活。2018 年发表于 *Nature Medicine* 的研究表明，EBV 阳性的转移性胃癌患者使用帕姆单抗治疗后，客观缓解率达 100%，初步证实了 EBV 阳性可以作为潜在的分子标志物来预测免疫治疗的可能性。但其受限于回顾性研究的特点，仍需进一步验证。相信随着对 EBV 相关胃癌分子机制的深入研究，可为细化胃癌分子分型及开发新型药物提供理论基础。

从病理学的角度分析，CAG 是一个胃黏膜不停损伤和修复的过程，表现为炎症、萎缩和化生，一般开始时以灶性分布，逐渐融合导致病情加重。胃黏膜的炎症多以淋巴细胞、浆细胞浸润为主；萎缩常发生于胃固有腺体中，腺体数量减少，黏膜层变薄，但萎缩伴有化生的时候，会出现纤维组织、黏膜肌增厚等增生现象，胃黏膜不薄反而会增厚，呈粗糙的外表。胃萎缩的定义包含正常腺体的消失和化生，黏膜萎缩导致功能改变进而影响胃酸的产生和胃蛋白酶及胃泌素的分泌。

肠上皮化生和肠型异型增生被看作是 CAG 向胃癌发展过程中的重要转折点。化生可以分为肠化生和假幽门腺化生，肠化生指肠腺样腺体代替了胃固有腺体，后者指的是胃体泌酸腺区域黏液细胞增生，形成幽门腺样腺体。二者与胃癌的形成都有关系，肠化生更多和肠型胃癌联系在一起。目前认为胃内肠化生的分布范围和严重程度是评价其与胃癌风险关系的指标。根据上皮细胞形态学特点可将肠化生分成完全型（即小肠型化生）和不完全型，类似结肠柱状上皮，其中不完全型肠化生发展为胃癌的危险性更高。在不完全肠化生中的Ⅲ型肠化生被证实向肿瘤转化的倾向最大。因为广泛肠化生可以影响唾液酸和硫酸黏液的表达，与富于硫酸黏液肠化生密切相关，而在前面提到了肠化生范围广泛与胃癌风险程度直接相关。

胃异型增生的类型可分为肠型和小凹型（胃型），大多数为混合型。异型增生是指细胞再生过程中过度增生和丧失分化，在结构功能上偏离正常轨道的结果，其形态学上表现为细胞异型性和腺体结构紊乱。异型增生可以发生于原位，也可以存在于先前良性病变中（胃底腺息肉和增生性息肉中）。肠异型增生和上皮内瘤变这二者含义相近，前者分级为轻度和重度，后者用低级别和高级别区分。重度异型增生也就是高级别内瘤变就是胃癌的癌前病变。肠型异型增生包括被覆高柱状细胞的管状、绒毛管状及绒毛状病变。细胞核增大，拉长，复层，染色质深染，胞浆不同程度嗜酸，最终分化为吸收细胞、杯状细胞、内分泌细胞，甚至潘氏细胞。

除了 CAG，胃癌的癌前病变还包括其他消化道的疾病，如胃息肉、残胃、恶性贫血、胃溃疡。胃息肉的癌变率与有无不典型增生密切相关。腺瘤性息肉有不同程度的不典型增生，其有 3 种病理类型：管状腺瘤癌变率约 10%、绒毛状（又称乳头状）腺瘤癌变率高达 50%～70%、混合型腺瘤居于两种之间。而增生性息肉癌变率只有 0.4%，属于腺体增生延长，绝大多数无不典型增生。残胃作为一种癌前状态，它与胃癌的关系也一直受到重视。因良性病变做胃大部切除术后 10 年以上在残胃发生的癌叫作残胃癌。残胃患者胃癌的发生率是健康人的 2～12 倍，比服药治疗的胃病患者高 2～4 倍。贫血是由于各种不同原因引起体内储存铁缺乏，进而影响细胞血红素合成而发生的。而铁元素缺乏，易导致舌、食管、胃和小肠黏膜慢性萎缩，使胃酸过低或缺乏。其后果是大量细菌在胃内聚集、繁殖，并且使摄入体内的硝酸盐与胃内胺类物质合成强致癌物亚硝胺，进而导致了胃癌的发生。当胃溃疡反复发作时，胃黏膜反复受到破损刺激，就可能会恶变，发生胃癌。造成胃溃疡的细菌是引发几乎所有胃癌病例的元凶。因此，我们可以看到，在"溃疡家族"中，胃溃疡离胃癌最近，恶变率为 2%～5%。

（3）从分子遗传学角度看胃癌癌前病变

目前关于胃癌癌前病变的分子遗传学研究有很大的进展。在 Hp 感染与环境、饮食等因素共同作用下，胃黏膜上皮细胞会发生肿瘤相关基因的改变、MSI、表观遗传学改变及细胞增生、凋亡异常等多种分子遗传学改变，进而导致胃癌癌前病变的发生和进展。

从基因层面来看，肿瘤在发生、发展过程中，原癌基因和抑癌基因发挥着重要的作用。癌基因是控制细胞生长的基因，在异常表达时，其产物可以使细胞持续增生。在正常细胞中存在与病毒癌基因具有高度同源性的肿瘤相关基因，称为原癌基因。它们原本是一种正常的调节基因，只有当其表达或结构发生改变时才会变成癌基因，本身不具有致癌能力。原癌基因产物都是细胞生长、增生、发育与分化的调控因子，被激活后可引起生长因子受体活化、信号转导、基因转录和细胞周期等多方面的改变。在肿瘤发生中，癌基因 DNA 序列的碱基突变以及染色体畸变可以影响和激活原癌基因，使其表达具有异常功能的融合蛋白，在肿瘤的发展过程中发挥作用。抑癌基因是一类具有潜在抑癌作用的基因，当它失活后，无法抑制癌基因的功能而导致肿瘤的快速发生和发展。抑癌基因本身的突变对细胞的增生和凋亡没有直接的作用，其功能失活会导致其他基因的突变频率增加，起到间接影响的作用。

胃癌相关基因中的常见的原癌基因为 ras 基因族，主要有 *H-ras*、*K-ras*、*N-ras* 三个成员，可以通过产生分子量为 21 kD 的 p21 蛋白发挥作用。目前研究发现当 *H-ras* 第 12 位点的 G-T 发生突变时，能够使得 p21 蛋白的生成发生异常改变，导致细胞向恶性转化。在 Hp 阳性表达的 CAG、肠化生、上皮内瘤变患者的胃黏膜中检测 p21 蛋白表达率，分别为 87.5%、94%、82%，这说明 Hp 感染可能通过异常激活 *H-ras* 基因使得 p21 蛋白异常表达导致胃癌，这与胃癌癌前病变有密切的联系。

p53 基因是已经发现并且已经证实与凋亡有关的基因。p53 基因原本为抑癌基因，可以表达 p53 蛋白特异性地与特殊 DNA 序列结合，激活下游多个参与调控细胞周期的基因，参与诱导细胞凋亡、抑制血管生成、抑制肿瘤细胞转移等功能。p53 蛋白可以在细胞 DNA 损伤时发挥作用，阻止细胞向 G1 期分裂，进行 DNA 的修复，如果无法进行 DNA 修复则会诱导细胞的凋亡。但 p53 发生突变，没有了调控凋亡诱导作用的支点，DNA 损伤无法修复同时细胞也无法凋亡，就会积累形成癌。已有临床试验检测了 p53 蛋白在胃癌、异型增生、肠化中的表达率，分别为 54.17%、6.06%、5.26%，结果提示 p53 与胃癌的发生有密切联系，并且在晚期胃癌组织中和胃癌转移淋巴结中 p53 蛋白表达率达到了 60%、50%，这样的结果提示 p53 蛋白的表达与胃癌的快速进展转移有较大关系，预后相对较差。MDM2 基因和 p53 的表达产物是一对拮抗的蛋白，前者可以通过调控 p53 基因表达来间接参与细胞凋亡的过程。目前的研究发现磷脂酰肌醇-3-激酶/蛋白激酶 B 通路的激活可以使 MDM2 基因过表达，与 p53 一起发挥异常细胞的凋亡作用，这对于癌前病变的发生有着很大影响。其他基因如 p73、p27、HER2、CDX2 等也在调控胃癌细胞凋亡中发挥着很重要的作用，在这里就不一一介绍了。

MSI 是基因组不稳定性的重要分子标志之一。微卫星是基因组中由 1~6 个核苷酸组成的简单串联排列的 DNA 重复序列，广泛分布于原核和真核生物基因组中，是一类高度多态性的遗传标记。微卫星序列可定位于基因的启动子、基因编码区、内含子及其与外显子交界区，通过改变 DNA 的结构或通过与特异蛋白结合而发挥基因调控作用，具有高度多态性。MSI 指肿瘤组织与其相对应的正常组织 DNA 结构性等位基因的大小发生改变，表现为同一微卫星位点在不同个体之间或同一个体的正常组织和异常组织之间，微卫星位点的重复单位数目不同，在不同个体间相差很大。产生 MSI 的原因主要是 DNA 复制过程中滑动或修复时滑动链与互补链碱基错配，导致一个或几个重复单位的插入或缺失。从而导致 DNA 复制拷贝数发生连续性的错误，逐步放大成为蛋白功能和基因的改变，其中主要涉及的基因就是错配修复基因。当这些功能异常的蛋白恰好能调控细胞的增生、分化和凋亡时，就会造成基因表达失活或下降、编码蛋白产物活性降低，这一系列变化会造成肿瘤的产生。

目前的研究发现在胃癌、肠化生和上皮内瘤变患者的胃黏膜组织中 MSI 的比例可以达到 58.3%、17.6%、26.8%，研究还发现在胃黏膜细胞线粒体 DNA 中也存在 MSI，而这种变化与 Hp 感染有着很大的联系，导致患有肠型胃癌的可能性也更大。

DNA 甲基化是在 DNA 甲基转移酶作用下，将 S-腺苷甲硫氨酸的甲基转移到胞嘧啶第 5 位碳原子上，形成 5-甲基胞嘧啶，多发生于 CpG 二核苷酸密度较高的基因启动子区域 CpG 岛上，是常见的表观遗传现象。在 CAG 向胃癌癌前病变和胃癌的发展过程中，*Runx3*、*MGMT*、*p16*、*RASSF1A*、*E-cadherin*、*APC*、*MLH1* 等基因出现甲基化水平增高。很多基因启动子内非甲基化的 CpG 岛甲基化会降低基因表达，在 Hp 感染的 CAG 活检组织中 *MGMT* 启动子超甲基化，且 *MLH1* 甲基化明显低于胃癌组织，提示 *MGMT* 启动子甲基化、*MLH1* 甲基化与胃癌癌前病变发生和癌变有关。错配修复基因 *hMLH1* 的甲基化失活是 MSI 的有效触发因素，特别是高频 MSI（MSI-H），在胃癌癌前病变进程中启动子甲基化引起 *hMLH1* 表达沉默可能与 MSI 存在相互作用。

参考文献

1. FITZMAURICE C, DICKER D, PAIN A, et al. The global burden of cancer 2013. JAMA Oncol, 2015, 1（4）：505 – 527.

2. FRANSEN G A J, JANSSEN M J R, MURIS J W M, et al. Meta-analysis: the diagnostic value of alarm symptoms for upper gastrointestinal malignancy. Aliment Pharmacol Ther, 2004, 20（10）：1045 – 1052.

3. LEUNG W K, WU M S, KAKUGAWA Y, et al. Screening for gastric cancer in Asia: current evidence and practice. Lancet Oncol, 2008, 9（3）：279 – 287.

4. KO W J, SONG G W, KIM W H, et al. Endoscopic resection of early gastric cancer: current status and new approaches. Transl Gastroenterol Hepatol, 2016, 1：24.

5. AREIA M, SPAANDER M C, KUIPERS E J, et al. Endoscopic screening for gastric cancer: a costutility analysis for countries with an intermediate gastric cancer risk. United European Gastroenterol J, 2018, 6（2）：192 – 202.

6. LI D, BAUTISTA M C, JIANG S F, et al. Risks and predictors of gastric adenocarcinoma in patients with gastric intestinal metaplasia and dysplasia: a population-based study. Am J Gastroenterol, 2016, 111（8）：1104 – 1113.

7. SONG H, EKHEDEN I G, ZHENG Z, et al. Incidence of gastric cancer among patients with gastric precancerous lesions: observational cohort study in a low risk western

population. BMJ, 2015, 351: h3867.

8. CRISTESCU R, LEE J, NEBOZHYN M, et al. Molecular analysis of gastric cancer identifies subtypes associated with distinct clinical outcomes. Nat Med, 2015, 21 (5): 449 – 456.

9. OKABE H, TSUNODA S, HOSOGI H, et al. Circulating tumor cells as an independent predictor of survival in advanced gastric cancer. Ann Surg Oncol, 2015, 22 (12): 3954 – 3961.

10. SHICHIJO S, HIRATA Y, NIIKURA R, et al. Histological intestinal metaplasia and endoscopic atrophy are predictors of gastric cancer development after Helicobacter pylori eradication. Gastrointest Endosc, 2016, 84 (4): 618 – 624.

（胡杰轩　整理）

胃癌病因的分子水平相关进展

11. 胃癌相关基因的发现、研究现状与生物学意义

肿瘤相关基因是指在肿瘤发生、发展过程中参与肿瘤发生、增殖、进展、转移、耐药及抗凋亡等肿瘤生物学行为的相关基因。可按其在肿瘤细胞中生长、信号转导、核酸复制、修复、转录、蛋白表达进行分类，但目前在多达几百种的肿瘤相关基因中最为熟悉的是癌基因与抑癌基因两大类。总体而言，胃癌发生、发展与基因失调关系密切，绝大多数肿瘤相关基因在胃癌中都会起到一定的作用。

癌基因最早被发现是在 1911 年，美国生物学家 Peyton Rous 在实验中将患鸡的肉瘤组织接种给正常鸡，进而诱发肉瘤产生，最后由其本人证明致瘤的病原体是罗/劳氏病毒（Rous's sarcoma virus，RSV）。1970 年在 RSV 中得到了第一个癌基因 *src*。但出乎

意料的是：正常动物细胞中普遍存在 *src* 的同源基因，但该基因在正常情况下无促癌活性。后续研究证明：此类基因的表达产物可参与细胞增殖、迁移、分化等细胞生物学调控行为，当正常细胞受到化学、物理及微生物等因素作用时，此类基因可发生结构或表达量异常，继而引发正常细胞向肿瘤细胞转化，故将此类基因命名为原癌基因。

通过是否具有细胞结构可将癌基因分为病毒癌基因与细胞癌基因，但本质上的所有癌基因都源自细胞中的原癌基因，区别在于活性高低。

病毒癌基因是指在病毒基因组中特定的一类核苷酸序列，此类序列能使敏感宿主体内形成肿瘤或可使体外培养细胞发生恶性转化。病毒癌基因又可分为：RNA 病毒癌基因与 DNA 病毒癌基因两小类。其中 RNA 病毒癌基因能使控制细胞增生的信号旁路发生改变，进而破坏细胞的正生长调节。相对而言，DNA 病毒癌基因主要与抑癌基因发生相互作用，进而破坏细胞的负生长调节。

细胞癌基因是指存在于正常细胞的基因序列中的癌基因，是病毒癌基因的真正序列来源，具有促进正常细胞增殖、分化等生物学活性。病毒癌基因源自细胞癌基因，但被发现早于细胞癌基因。但需要注意的是：细胞癌基因不等于原癌基因，准确地说只有正常细胞内非激活状态的细胞癌基因才是原癌基因。

在 20 世纪 70 年代发现癌基因后，多国学者陆续在 20 世纪 80 年代发现另外的一类基因。此类基因可以编码产生抑制细胞增生或促进细胞凋亡等作用的蛋白分子，此类基因的丢失或活性降低都会促进肿瘤发生、发展，因此被称为抑癌基因。随着大量关于癌基因与抑癌基因的研究显示，抑癌基因的作用大部分属于隐性形状，而癌基因多数为显性性状。抑癌基因的特点也佐证了 Alfred Knudson 在 1971 年提出的两次打击学说（two-hit hypothesis）的观点。视网膜母细胞瘤患者可分为家族性与散发性，家族性患者基因组中先天携带一个缺陷的 Rb 等位基因，但另一个 Rb 基因是有正常功能的，只有在正常功能的 Rb 基因发生突变失活后，这一对等位基因的抑癌功能才会丧失，继而引发肿瘤。而对于散发性的患者，其从亲代获得的一对基因都是健康的，只有同一个细胞的一对 Rb 基因都发生突变后才会失去抑癌功能。

截至目前，研究最广泛深入的抑癌基因有两个，分别是第一个被发现的 Rb 基因和广泛存在的 $p53$ 基因，这两个基因在与胃癌的发生、发展关系密切。2014 年的一项研究显示，上皮细胞来源的骨膜素通过 Rb/E2F1/p14ARF/Mdm2 信号通路稳定 p53 和 E-cadherin 蛋白，从而在胃癌中起着抑癌作用。$p53$ 基因可编码一种分子量为 43.7 kD 的蛋白质，但因其一级结构中脯氨酸比例较大，在蛋白电泳中的表观迁移速率较对应相对分子质量的蛋白低，条带出现在 53 kD 处，故得名为 p53。其编码的蛋白质主要分布于核浆区域，且能与 DNA 发生特异性结合。p53 蛋白活性可受甲基化、乙酰化、磷酸化、糖基化、泛素化、类泛素化等多种表观遗传学修饰带来的功能调控。$p53$ 最早是作为肿瘤标志物而被发现的，随后有研究发现其有癌基因功能，进一步发现该基因有抑癌基因功能，连续的身份转变也说明了该基因在肿瘤调控上的复杂性与重要性。起抑癌作用的是野生型 *p53* 基因，在一对野生型 *p53* 都突变后就会失去抑癌作用，基因组对细胞增生的正常调控能力降低，引起细胞的恶性生物学行为。起促癌作用的是突变型 *p53* 基因，突变后的蛋白产物可与野生型 *p53* 相结合使其丧失抑癌功能。除 *p53* 基因由野生型转变为突变型以外，p53 与蛋白质的相互作用也是抑癌促癌功能转化的重要方式。HPV16、HPV18 以及部分腺病毒编码的蛋白质可结合 p53，影响 p53 结构或将其降解，进一步使其正常功能丧失。目前研究表明 *p53* 基因与人类 50% 的肿瘤类型发生、发展有关，包括肝癌、乳腺癌、肺癌、膀胱癌、食管癌、胃癌、结肠癌、妇科肿瘤、淋巴瘤等多种实体肿瘤和血液肿瘤，但是在不同肿瘤中的突变位点是不一致的。

转移相关基因又称为肿瘤转移基因，意为能够促进或引起肿瘤转移的基因。多见于编码细胞表面受体的相关基因，此类基因的表达水平改变会引起细胞黏附能力降低，促进肿瘤的转移和侵袭，因此得名肿瘤转移基因。转移相关基因数量较多，较为熟知的有：转移基因 *mts1*、钙黏蛋白、*ras* 及 *myc* 等基因家族。有趣的是，突变型 *p53* 也属于广义上的转移相关基因。

ras 基因家族最早是在 Harvery 鼠肉瘤病毒（Ha-MSV）和 Kirsten 鼠肉瘤病毒（Ki-MSV）的子代基因组中被发现的，而这种子代病毒中的基因来自于宿主细胞的基因组，后来将这种人源的

细胞癌基因称为 *ras* 基因。*ras* 基因家族属于保守基因，广泛存在于哺乳动物、真菌等以真核细胞为基础的生物体内，目前研究证明其在细胞增生、分化等生物学行为中具有重要意义，尤其对于肿瘤的发生、发展具有明显的调控作用。

对于哺乳动物而言，*ras* 基因家族包括 3 个成员，即 *H-ras*、*K-ras*、*N-ras*，分别定位在 11、12 和 1 号染色体的短臂上。三种基因的编码产物为相对分子质量 21 kD 的蛋白质，因此被称为 p21 蛋白。

目前研究表明，*ras* 基因与肿瘤关系密切，1982 年 Weinberg 发现人膀胱癌细胞中有活化的 *H-ras* 基因，接下来的许多研究都证明 *ras* 基因参与肿瘤的发生、发展，与肿瘤细胞增生、分化、转移、侵袭等行为高度相关，其中 *K-ras* 与肿瘤关系最为密切，如肺癌、胰腺癌和结肠癌的发生与 K-ras 激活有着紧密的联系。2017 年的一项研究展示了胃印戒细胞癌的表型分类及其与 K-ras 突变的关系。研究对 163 例胃印戒细胞癌患者的标本进行了免疫组织化学检测，以检测胃（MUC1、MUC5AC 和 MUC6）和肠（MUC2 和 CDX2）的表型标记，并将肿瘤分类为胃（G）、肠（I）和胃肠道（GI）表型并通过 DNA 测序鉴定 K-ras 突变。G、GI 和 I 表型分别观察到 63 例（38.6%）、71 例（43.5%）和 29 例（17.8%）。MUC2 的表达与浸润深度和淋巴结转移密切相关（$P = 0.001$ 和 $P = 0.002$），而 CDX2 的表达则与肿瘤大小和黏膜下浸润显著相关（$P = 0.004$ 和 $P = 0.001$）。MUC5AC 表达与胃壁浸润呈负相关

（$P = 0.001$）。而肠表型标志物表达与胃癌壁浸润和淋巴结转移呈正相关。*K-ras* 突变均在 12 个密码子中，而在 20 个（12.27%）肿瘤中检测到，与Ⅰ型显著相关，并且与 MUC5AC 和 MUC6 表达呈负相关。Ⅰ型表型胃印戒细胞癌应与 G 型表型区分开，因为它们在侵袭和转移方面的恶性程度会增加，并且 K-ras 畸变率更高。观察到的不同的 *K-ras* 突变频率暗示了Ⅰ型和 G 型表型胃印戒细胞癌在癌变过程中的独特遗传机制。

　　myc 基因家族是较早发现的一组癌基因，包括 *C-myc*、*N-myc*、*L-myc* 三位成员，分别定位于 8、2、1 号染色体上。此家族基因结构上有三个外显子，其中第 1 外显子不编码蛋白而第 2、第 3 外显子编码蛋白。*myc* 基因家族编码一种核蛋白，该蛋白细胞可参与细胞周期调控。*myc* 基因最早是在 Burkitt 淋巴瘤中被发现的，可通过染色体易位进而活化，最常见的是 *C-myc* 通过 8 号染色体与 14 号染色体间易位，使得 8 号染色体上的 *C-myc* 基因或周围相邻序列与 14 号染色体的免疫球蛋白重链基因融合而被活化。其他位置的染色体易位与该易位类似，都是改变了 *myc* 基因的表达水平。除了染色体易位外，在部分肿瘤类型中 *myc* 基因还受 DNA 扩增的影响。*myc* 基因在小细胞肺癌、乳腺癌和结直肠癌中有较高频率的扩增。*myc* 基因家族激活可促进细胞增生、去分化，进一步引起细胞癌变。多种肿瘤形成过程中 *myc* 基因家族发挥重要调控作用。该基因家族中的三位成员对不同肿瘤的形成与发展存在明显差异。研究认为，C-myc 与多种肿瘤发生与转化高度相关，N-myc

对肿瘤患者的预后判断有深远意义，L-myc 与肿瘤的易感性和预后在不同的肿瘤中表现不一致。2020 有一项研究显示，METTL3 通过靶向 myc 途径促进胃癌的进展，研究报道了 METTL3 的频繁上调是造成胃癌 m6A 异常水平的原因。此外，胃癌患者高水平的 METTL3 与几种临床病理特征和较差的生存率显著相关。抑制 METTL3 会通过 myc 有效抑制胃癌细胞增生、迁移和侵袭能力。在反向试验中，METTL3 的过表达增强了致癌功能。

C-myc 基因编码的蛋白质为 62 kD 的磷酸化蛋白 P62c-mgc，这种由 439 个氨基酸组成的蛋白质，定位于细胞核内，且具有转化细胞的功能，可与染色体 DNA 结合，在调节细胞生长、增生、分化及转移侵袭中发挥重要作用。目前研究认为，在白血病、视网膜母细胞瘤、结肠癌、乳腺癌及肺癌中都发现了 C-myc 的扩增序列，有研究结果表明以 ras 与 myc 为代表的多基因偶联激活，在肿瘤发生、发展过程中起协同作用。在胃癌领域，早在 1987 年的研究表明，胃癌晚期或转移的患者显示出较高水平的 myc 扩增，而处于早期阶段的患者显示出较低水平的扩增。2016 年有研究表明，在 15%~30% 的胃肿瘤中观察到 myc 的扩增及其蛋白产物的过表达。多项研究报道了转移与 myc 表达水平升高之间的相关性，肿瘤转移患者的 myc mRNA 水平也高于原发灶患者，这些表明 myc 与胃癌转移高度相关。2019 年有研究证实 C-myc 的缺失与 Lauren 肿瘤有关（$P = 0.03$）。该研究收集了从 2007 年 1 月至 2010 年 12 月在巴西 ABC Medical School（Santo André）普外科接受根治性手术切除的患者标本，共 72 例，全部是原发性胃癌。对患者的病历进行了回顾以确定其年龄、性别、解剖部位、肿瘤大小、组织学等级，以及是否存在淋巴、血管或神经侵犯。

钙黏蛋白（cadherin）是一类同亲型结合、Ca^{2+} 依赖的细胞黏附蛋白，此类蛋白不仅在胚胎发育阶段的细胞识别、迁移、组织分化等细胞生物学行为中起到重要作用，而且大量研究认为，钙黏蛋白在肿瘤的发生、发展，尤其是转移侵袭中起到至关重要的角色。

钙黏蛋白自发现以来存在多种分类方式，目前最为研究者接受的是根据其发现的组织类型而命名，如上皮组织中发现的钙黏蛋白称 E-cadherin，神经组织中发现的钙黏蛋白称 N-cadherin。目前大致可分为 E-cadherin、N-cadherin、P-cadherin 和 VE-cadherin 等类型。不同细胞在不同发育阶段其细胞表面的钙黏蛋白的种类与表达量均有差异。但是和抗体分子类似，钙黏蛋白易聚合成为二聚体或多聚体结构。大部分钙黏蛋白是单次跨膜蛋白，胞外的肽链可折叠形成 5~6 个重复结构域（cadherin repeats）。每个钙黏蛋白分子的刚性和强度是由结合在重复结构域之间的 Ca^{2+} 提供的。钙黏蛋白刚性与每个钙黏蛋白的 Ca^{2+} 结合数量呈正相关。因此，二价金属离子螯合剂乙二胺四乙酸（ethylene diamine tetraacetic acid，EDTA）可以通过结合 Ca^{2+} 进而破坏 Ca^{2+} 依赖性的细胞黏附能力。

钙黏蛋白在胚胎组织发育和肿瘤发生、发展等过程中起重要作用。如在哺乳动物胚胎发育中 E-cadherin 是最早表达的钙黏蛋白，该蛋白的表达有助于细胞黏附在一起，影响胚胎发育时细胞增殖、分化，以及器官形成。钙黏蛋白在肿瘤方向的研究较多，2017 年的一项研究探讨增殖细胞核抗原（proliferating cell nuclear antigen，PCNA）和 E-cadherin 在胃癌中的表达，并分析其临床意义。结果显示，E-cadherin 在胃癌组较正常组高表达，而且有/无淋巴结转移的组间表达量差异显著。在 2019 年有论文回顾了 E-cadherin 对于细胞增生，维持细胞黏附，以及细胞极性和上皮—间质转化的生理信号通路是必需的，而其失调导致肿瘤增生、侵袭、迁移和转移，并讨论了这种侵袭性胃癌的治疗策略。同样在 2019 年，一项关于 Twist 和 E-cadherin 在胃食管交界腺癌和近端胃癌中的研究，展示了 E-cadherin 表达及预后意义。

凋亡相关基因。细胞凋亡指为维持内环境稳定，由基因控制的细胞自主有序的死亡过程。凋亡与坏死不同，区别在于凋亡是主动过程，而坏死是被动过程。凋亡涉及多个信号通路的基因激活、表达及调控，目的是为更好地适应生存环境或应对条件改变而主动争取的一种部分细胞死亡过程。而凋亡概念确定之前，研究人员观察到在动物发育过程中存在着细胞程序性死亡（programmed cell death，PCD）现象，如蝌蚪的尾巴在发育过程中消失。目前很多人使用时对 PCD 和凋亡不加以区分，但在本质上二者是有差异的。第一，PCD 是一个功能性概念，强调在一个多细胞构成的生物体内，部分类型的细胞死亡是个体发育中一个先天注定并受到严格程序控制的正常生理学行为，而凋亡是一个形态学概念。第二，PCD 的结果都是凋亡，而凋亡并非都是程序化的。凋亡相关基因是指：在肿瘤发生、发展过程中，参与或调控影响肿瘤细胞凋亡相关过程的一类基因。广义而言，可调控细胞凋亡的相关基因数量庞大。如含半胱氨酸的天冬氨酸蛋白水解酶（cysteinyl aspartate specific proteinase，caspase）家族、B 淋巴细胞瘤-2（B-cell lymphoma-2，Bcl-2）家族、肿瘤坏死因子（tumor necrosis factor，TNF）家族、Fas/FasL 及 *p53*、*C-myc* 等基因或基因家族都有凋亡调控能力。

细胞凋亡过程可分为以下 4 步。①接受凋亡信号；②凋亡调控分子间的相互作用；③蛋白水解酶的活化；④进入连续反应过程。从这 4 个步骤中不难看出蛋白水解酶基因及其相关调控处于凋亡核心位置，无法被取代。caspase 是一类蛋白酶家族，人源的 caspase 目前已被鉴定分类了 11 种，而根据 11 种蛋白酶序列的同源性可将其分为 3 个亚族：caspase-1 亚族（1、4、5、11）、caspase-2 亚族（2、9）、caspase-3 亚族（3、6、7、8、10）。同时也可以根据功能将 caspase 分为两类，一类是起始者（initiators），而另一类是执行者（executioners），未激活的起始者在外来相关信号的作用下被切割激活，激活的起始者对执行者进行切割并使之激活，最后被激活的执行者对 caspase 靶蛋白水解，引起细胞死亡。目前研究认为具有凋亡执行者作用的是 caspase-3、caspase-6、caspase-7。除了凋亡调节以外，caspase 也参与细胞的生长、分化调节。在胃癌治疗中很大比例的化疗药都会引起细胞凋亡，在此不再赘述。

　　Bcl-2 是一种癌基因，也是现阶段凋亡研究中最受瞩目的方向之一。*Bcl-2* 基因具有显著的抑制细胞凋亡的作用，最早于淋巴细胞中发现 *Bcl-2* 可以抑制细胞凋亡，接着在其他类型细胞中也发现 *Bcl-2* 同样具有这种功能。目前研究发现，存在大量与 *Bcl-2* 同源性较高的基因，构成了 Bcl-2 家族，且该家族成员中不仅有抑制细胞凋亡的基因，也有可促进凋亡类型的基因。抑制凋亡型，又称为抗凋亡蛋白（antiapoptotic proteins），包括 Bcl-2、Bcl-XL、Bcl-W、Mcl-1 等。促进凋亡型，又称为凋亡前体蛋白（proapoptotic proteins），包括 Bad、Bak、Bax、Bid、Bcl-Xs 等。近年来 Bcl-2 家族的基本功能已经明确，在胃癌领域的关联研究很多，如 2015 年有研究认为，胃癌中的 miR-429 抑制作用可促进 Bcl-2 介导的癌细胞存活，也可抵抗化疗诱导的细胞死亡。与配对的相邻非肿瘤胃组织相比，胃癌标本中的 MiR-429 水平显著降低，Bcl-2 水平显著升高。在 2018 年的一项关于有紫杉醇抗性的人类胃癌细胞系相关研究认为，P-gp、Bcl-2、Bax 等蛋白与紫杉醇耐药相关。试验中建立了胃癌细胞系 MGC803 的耐紫杉醇细胞系 MGC803/PTX，同时也利用了成熟的 SW620 的耐紫杉醇细胞系 SW620/PTX。实验结果显示，两个细胞系的紫杉醇耐药细胞株的 P-gp、Bcl-2 较非耐药株表达量升高，而 Bax 表达量较非耐药细胞株降低。

　　TNF 是一种能够直接杀伤肿瘤细胞而对正常细胞无明显毒性的细胞因子，是迄今为止所发现的直接杀伤肿瘤作用最强的生物活性因子之一。目前研究最为深入的是 TNF-α 和 TNF-β 两个分子，此外家族还有三十多个成员。TNF-α 又称恶质素，可诱发机体发生恶病质。TNF-β 是 T 淋巴细胞产生的淋巴毒素。TNF 在体内外均能刺激 IL-1 的产生，除此之外 TNF 还具有 IFN 样的抗病毒作用，可用于抑制病毒复制，可与 IFN-α 和 IFN-γ 产生协同抗病毒作用。2017 年国内有一项研究显示，TNF-α-308/-238 基因多态性与胃癌发病相关。单倍体的 TNF-α-308/-238 的 GA/GG、AA/GG 及 AA/GA 会增加机体对胃癌的易感性。2019 年的一项研究显示，胃癌和胃癌前病变患者及健康人群的血清中 VEGF、色素上皮衍生因子、TNF-α 和颗粒蛋白水平存在差异。具体而言，在胃癌组中，平均血清 TNF-α 水平为（46.7 ± 14.82）pg/mL，在胃癌前病变组中为（38.4 ± 11.89）pg/mL，在健康对照中为（33.8 ± 12.77）pg/mL。虽然 TNF-α 能杀伤肿瘤，但 2020 年的一项研究显示，TNF-α 通过下调 Pentraxin3（PTX3）以促进胃癌的侵袭和转移。治疗过程中 rhTNF-α 对胃癌细胞株 BGC-823 和 SGC-7901 的治疗使 PTX3 的表达显著降低。同时 PTX3 控制了由 TNF-α 介导的胃癌细胞系中细胞迁移、侵袭，以及上皮—间质转化的能力。此外，PTX3 的上调还抑制了体内的致瘤性，并被外源性 TNF-α 逆转。

C-myc 在诱导细胞凋亡过程中也起重要作用。在 C-myc 中还存在着亮氨酸拉链区。1990 年的一项研究发现了 C-myc 的亮氨酸拉链区介导各种转录因子的二聚作用。亮氨酸拉链区的突变会影响蛋白质二聚化和 DNA 结合，研究确认了 C-myc 亮氨酸拉链中的点突变对其在体外二聚化和抑制 Friend 鼠红白血病分化能力的影响，也正是这些 C-myc 结构成分（亮氨酸拉链区）的表达干扰细胞进入细胞周期，进而抑制细胞的增生、分化。

除了干扰细胞周期外，有研究发现 myc 蛋白可参与诱导细胞凋亡。其中 *C-myc* 基因表达失调是多种细胞发生凋亡的主要诱因，细胞发生凋亡的速度，以及其对诱因的敏感度均与细胞 myc 蛋白的含量有关。在未成熟胸腺细胞中 *myc* 基因的高表达是胚胎胸腺细胞凋亡的重要原因，有趣的是在细胞凋亡阶段，也可检测到 C-myc 的高表达。早在 1999 年 Gerard Evan 的研究发现，C-myc 通过引起细胞色素 C 的释放来促进细胞凋亡，但是细胞色素 C 激活细胞凋亡的能力主要取决于其他信号。接下来 Gerard Evan 的研究团队陆续发现：myc 家族蛋白的抑制作用消除了小鼠中由 K-Ras 驱动的肺癌；myc 通过编程炎症和免疫抑制与 Ras 合作；乳腺癌中高表达 myc 和低表达 myc 克隆之间的相互关系（异质性）机制。对于胃癌而言，2018 年，有研究证明 BRD4 通过 c-myc 的转录和表观遗传调控促进胃癌的进展。实验证明了 c-myc 是 BRD4 的转录靶标，而 BRD4 调节其基础表达。与相邻的非肿瘤组织/正常细胞相比，BRD4 在胃癌组织/细胞中高表达。BRD4 通过激活 C-myc 转录和表观遗传调控机制来增加胃癌肿瘤细胞增生并抑制细胞凋亡，进一步的证据表明，组蛋白乙酰化抑制剂降低了 BRD4 的结合，以及 c-myc 启动子上的组蛋白活化水平，并导致 C-myc 下调。这些研究成果也证明了肿瘤发生、发展中的增殖、转移、凋亡都是受多个基因调控的，而且同一个基因对于转移、凋亡等多个生物学行为都可能有调控能力。很多基因的功能都是复杂多样的，不应过早下定论。

12. DNA 甲基化与微卫星不稳定是黏膜癌变中的主要分子机制

在黏膜癌变过程中，多种调节机制并存，但目前认为表观遗传学修饰与微卫星不稳定起到主要作用，尤其是前者中的 DNA 甲基化现象值得深入研究。

表观遗传学就是研究基因在核苷酸序列不发生变化的前提下，基因表达发生的可遗传的变化。表观遗传的现象普遍存在，如组蛋白修饰（histone modification）、基因组印记（genomic imprinting）、母体效应（maternal effects）、基因沉默（gene silencing）、核仁显性（nucleolar dominance），以及 RNA 编辑（RNA editing）等。

组蛋白修饰是指组蛋白在特定的酶作用下可发生甲基化、乙酰化、磷酸化、泛素化、ADP 核糖基化等蛋白修饰的过程。组蛋白修饰在表观遗传学中占据重要地位，而甲基化（methylation）是目前组蛋白修饰/相关研究中最热门的领域。

甲基化本质上指从活性甲基化合物（如 S-腺苷基甲硫氨酸）上将甲基催化转移到其他化合物的过程，进而形成多种甲基化合物，或者对某些蛋白质、核酸等进行化学修饰形成甲基化产物。

甲基化广义上包括 DNA 甲基化和蛋白质甲基化,但二者都属于表观遗传学修饰的范畴。

DNA 甲基化是 DNA 化学修饰的一种形式,是指在 DNA 甲基化转移酶(DNA methyltransferase,DMT)的催化作用下能够不改变 DNA 序列但能改变遗传表现。脊椎动物的 DNA 甲基化多发生于 CpG 位点(胞嘧啶—磷酸—鸟嘌呤位点),最终形成 5-甲基胞嘧啶,故也被称为 CpG 甲基化。人类基因中超过 80% 的 CpG 位点已经被甲基化,但是在某些特定区域,如富含胞嘧啶和鸟嘌呤的 CpG 岛(CpG island)则未被甲基化。CpG 岛主要位于基因序列的启动子(promoter)和外显子(expressed region)部分,是富含 CpG 二核苷酸且长度为 300 ~ 3000 bp 的序列结构。在人类基因组内,存在约 3 万个 CpG 岛,且研究认为 CpG 甲基化和蛋白转录呈负相关。发生甲基化后可引起染色质结构或构象改变、降低基因序列稳定性,同时可伴有核酸与蛋白质相互作用方式的改变,从而对基因表达产生影响。

DNA 甲基化属于相对稳定的修饰,可伴随着 DNA 复制遗传给子代 DNA,属于表观遗传学修饰,但不属于组蛋白修饰范畴。DNA 甲基化可分为两种不同类型。第一种是反应前两条核酸链均未甲基化的从头甲基化(denovo methylation);第二种是两条核酸链的一条链已存在甲基化,此类型被称为保留甲基化(maintenance methylation)。

DNA 甲基化相关酶有多种分类方式,最常见的方式分为 3

类：Dnmt1、Dnmt2 和 Dnmt3（Dnmt3a、Dnmt3b）。过去认为：Dnmt1 是主要的维持甲基化酶，而 Dnmt3a 和 Dnmt3b 则负责从头甲基化。而最新的研究表明 Dnmt1 也具有从头甲基化功能。而且甲基化对应的逆向反应也存在，即去甲基化。

对于正常人类个体发育过程中，DNA 甲基化水平不是一成不变的：在受精卵形成最初的有丝分裂中，去甲基化酶占主导地位，可清除从亲代遗传下来的甲基化标记；在胚胎植入子宫内膜时，新生的甲基化占据主导地位；当新的甲基化模式稳定，相关酶会以"甲基化维持"的水平形式将新甲基化模式通过有丝分裂传递到所有子代细胞的 DNA 分子上。这种修饰方式属于可逆的印记模式，它只持续于个体的生命中，在配体结合形成受精卵后，旧的印记被清除，产生新的印记。DNA 甲基化异常会是导致肿瘤、遗传性疾病、自身免疫性疾病和衰老等的重要原因之一。甲基化与人类疾病息息相关，自身免疫性疾病中以系统性红斑狼疮为例，患者 T 淋巴细胞中存在 DNA 甲基转移酶活性显著降低。精神分裂症和情绪障碍等精神类疾病的发生与甲基转移酶基因的过量表达高度相关。

对于肿瘤发生、发展过程而言，在癌前病变中许多致癌物不引起基因变异，但却可引起 DNA 甲基化水平异常。在肿瘤生长中，肿瘤细胞通常表现为基因组整体甲基化水平较低，但抑癌基因启动子区域甲基化水平升高。目前的研究认为：基因组整体甲基化水平降低诱发了染色体的不稳定性升高，而抑癌基因启动子区域甲基化水平升高也是抑癌基因失活的重要原因。在肿瘤抑癌基因的研究中也发现了 *p16* 基因，相关研究表明甲基化占主导地位时 p16 失活，去甲基化占主导地位时可使 p16 恢复功能。在胃癌发病中甲基化异常显著。2014 年的一项关于胃癌的 100 个正常/肿瘤样本进行了全基因组测序，研究表明 *CDH1*、*CDKN2A*、*MLH1*、*RUNX3* 等肿瘤抑制基因的 DNA 超甲基化与胃癌的早期发现有关联。2015 年，有研究者提出 DNA 甲基化可作为胃癌替代标志物的观点。研究者认为 DNA 甲基化有望成为临床实践中的良好生物标志物。2019 年的一项研究表明，胃黏膜萎缩会阻碍胃癌患者非奢侈基因甲基化。研究样本包含了 110 例 Hp 阳性对照，95 例 Hp 阴性对照，并对 99 例胃癌患者和 118 例胃异型增生患者的胃黏膜进行了活检。使用内镜下胃黏膜萎缩边界（endoscopic-atrophic-border）评分评估胃萎缩。通过 PCR 检测相邻的 8 个 CpG 岛甲基化的基因可变位点的 Alu（CDH1、ARRDC4、PPARG 和 TRAPPC2L）或 LTR（MMP2、CDKN2A、RUNX2 和 RUNX3）反转录因子和胃特异性 *TFF3* 基因。2020 年有研究显示，Hp 感染通过 TET1 介导的 DNA 甲基化机制导致胃癌中 KLF4 的失活。*CagA* 基因转导导致 KLF4 启动子的 DNA 甲基化，这一作用与 TET1 表达的显著下调有关。KLF4 表达下调可促进胃黏膜细胞增生、迁移和集落形成。

蛋白质甲基化的研究较 DNA 甲基化少，此类甲基化是指精氨酸/赖氨酸在蛋白质结构中发生的甲基化。精氨酸可以被甲基化一次（称为一甲基精氨酸）或二次（形成不对称性甲基精氨酸/对称二甲基精氨酸）。而赖氨酸在赖氨酸转移酶的催化下可以被甲基化一次、二次或三次。组蛋白甲基化是目前阶段的研究热点。在组蛋白转移酶的作用下，S-腺苷甲硫氨酸的甲基转移到组蛋白，进而通过这种甲基化抑制或激活基因表达，从而形成可遗传的表观修饰。蛋白质甲基化是翻译后修饰的一种形式，而 DNA 甲基化更多属于翻译前的修饰。

无论是在细胞还是个体的发育过程中，各种表观遗传学现象之间都是有联系的。DNA 甲基化与组蛋白甲基化共同的调控作用是在链孢霉中被发现的，进一步的研究结果显示：DNA 甲基化受组蛋白甲基化调节。后续研究发现，DNA 甲基化的建立和维持是其他类型表观遗传学现象的存在基础，如 DNA 甲基化位点可以募集组蛋白去乙酰化酶等抑制物。但也有研究认为，DNA 甲基化是受组蛋白修饰调控的，有研究认为组蛋白修饰 H3K9me 能够促进 DNA 甲基化的进程。对于肿瘤类疾病而言，DNA 甲基化和组蛋白修饰常常是相伴发生的，如 DNA 甲基化区域常见组蛋白的去乙酰化，进而共同抑制基因的表达，反之亦然。总体而言表观遗传学修饰异常会导致疾病发生，其中对于肿瘤类疾病最重要的就是 DNA 甲基化中的 CpG 岛甲基化异常，2018 年的一项研究认为 Claudin-3 在 Claudin-3 启动子的甲基化可预测晚期胃腺癌的预后。Claudin-3 mRNA 表达与 Claudin-3 启动子甲基化呈负相关。低甲基化、部分甲基化和高甲基化组的患者中位生存期分别为 38 个月、

22 个月和 11 个月（$P < 0.001$）。虽然研究结果显示，Claudin-3 表达不是生存的独立预测因子，但 Claudin-3 启动子甲基化降低了蛋白表达，可独立预测不良预后。此外，还需要注意的是诸多类型的表观遗传学修饰可能在同一种疾病的病理过程中都会起到作用，如组蛋白 H3K9me 在 RNAi 和可遗传的转录沉默中发挥着独特的作用。

"微卫星"是人类基因组中的短串联重复序列，有单核苷酸或双核苷酸或高位核苷酸的序列重复，重复次数为 10 ~ 50 次。MSI 是指与正常组织细胞相比，在肿瘤组织细胞中某一"微卫星"由于重复单位的插入或缺失而造成的"微卫星"长度改变，相当于由突变出现新的基因。研究发现，MSI 与肿瘤的发生、发展高度相关，且与疾病预后关系密切。微卫星不稳定是由错配修复基因 *MMR* 发生缺陷进而引起的，目前研究认为其与肿瘤的发生、发展关系密切。MSI 的高低（MSI-H/MSI-L）是实体瘤预后判断和制定治疗方案的重要分子标志。对于胃癌而言，许多研究已经认定了 MSI 与胃癌的发生、发展、预后和化学敏感性之间存在相关性。2015 年有研究显示，胃癌和癌前病变的 MSI 存在联系。研究分别收集了胃、肠上皮化生、异型增生和正常黏膜，选择 5 个微卫星基因座进行检测。结果显示，在 5 个微卫星基因座 REF 阳性表型中，肠化生 MSI 比例为 20.7%。异型增生的 MSI 比例为 22.4%。胃癌 MSI 比例为 47.9%，正常胃黏膜无 MSI。从癌前病变到胃癌，MSI 逐渐升高。这也提示，MSI 的早期检测可能是早期诊断胃癌的潜在预警指标。2016 年的一项关于早期胃癌与 MSI 的研究显示，330 例早期胃癌（肠型腺癌）患者分为：高水平 MSI（45 例）、低水平 MSI（9 例），以及微卫星稳定（276 例）三组。具有 MSI 表型的早期胃癌表现出明显的乳头状特征，同时胃黏蛋白的表达在具有 MSI 表型的病例中更为常见，在有 MSI 高表型的早期胃癌中更容易检测到一些等位基因失衡的标志物。这项研究说明了早期胃癌中的 MSI 表型是胃癌中的主要前体病变。在胃癌预后方向，2017 年的一项研究显示 MSI 是老年胃癌患者的重要预后因素。研究样本来自 472 例胃癌患者，胃癌中的 MSI 与年龄增长有关，是老年胃癌患者的重要预后因素（85 岁以上患者占比约 48%）。65 岁以上的 MSI 组和 MSS 组之间可观察到生存差异，但在年轻组中并不存在统计学差异。到了 2018 年，有研究者选择了 64 个高水平 MSI 胃癌样品、44 个低水平 MSI 胃癌样品和 187 个稳定的微卫星胃癌样品进行研究，总结了 MSI 对胃癌患者预后的影响可能通过以下重要途径介导，包括麻疹、抗原加工和呈递、类风湿关节炎、吞噬体、系统性红斑狼疮、单纯疱疹感染、炎性肠病、结核病、Ⅰ型糖尿病及弓形虫病。2019 年，一项涉及 1156 个病例（85 个病例约 7.4% 分类为 MSI-H）的研究认为，MSI 状态对预测早期胃癌的预后没有帮助，但早期 MSI-H 胃癌中 LVⅠ 的频繁出现可能有助于为患者提供适当的治疗指导。此外，2020 年有一项关于辅助放化疗的研究显示无论 MSI 水平高低，术后辅助放化疗对Ⅲ期胃癌依然有效，同时 MSI 可能预示Ⅰb/Ⅱ期胃癌患者术后辅助放化疗的不良反应。同年另外一项研究认为胃腺癌 MSI-H 内的遗传异质性，对患者的风险分层、预后和治疗具有重要意义。

除上述两个研究方向以外，近年来提出的肿瘤微环境、肿瘤免疫逃逸、肿瘤干细胞、上皮间充质转化（epithelial-mesenchymal transition，EMT）等多个方向也具有良好的研究前景。

13. 肿瘤分子流行病学研究的进展与展望

肿瘤分子流行病学（cancer molecular epidemiology）是近年来随着肿瘤分子生物学理论和技术发展而新兴的肿瘤流行病学分支。通过在有代表性的人群中利用定性和定量方法研究致癌物在体内暴露引起的生物学作用和癌变发生机制以利于肿瘤防治。肿瘤分子流行病学研究进展按照肿瘤细胞与非蛋白成分、蛋白成分标志、消化系统微生物三个方面阐述。

肿瘤细胞与非蛋白成分的进展主要为液体活检/液态活检方向，作为一种新兴的体外诊断方式，通过血液或体液测试，能监测肿瘤或转移灶释放到血液的 4 种成分：循环肿瘤细胞（circulating tumor cells，CTCs）、循环肿瘤 DNA（circulating tumor DNA，ctDNA）碎片、循环肿瘤 RNA（circulating tumor RNA，ctRNA）和外泌体（exosome）。液体活检从技术上并没有实质性的飞跃，主要是达成了通过血液检测的初步进展，而且将检测对象从以过去的蛋白为主进行了拓展。

CTCs 就是游离于循环系统中的肿瘤细胞，直接来源于肿瘤的原发灶，是肿瘤扩散的重要方式，同时也是肿瘤患者手术后复发的主要原因。CTCs 作为肿瘤细胞，不仅包含肿瘤细胞的 DNA 信息，同时还包含着转录组学、蛋白质组学，以及蛋白修饰等重要信息。除此以外，CTCs 还与免疫治疗的疗效预后高度相关。目前 CTCs 临床应用有辅助诊断、疗效评估、术后监测等。肿瘤患者进行放化疗或靶向治疗后进行 CTCs 检测，若数量减少，则可提示治疗方式可能有效。相比于现阶段的 CT、MRI 等影像学检查手段，CTCs 检测技术操作简单、快捷、无射线损伤，可高频次检查肿瘤患者状况，利于进一步规划治疗方案。早在 2008 就有研究认为转移性胃癌患者中较高水平的 CTCs 预示较低的总体生存率。转移患者（$n = 79$）的 CTCs 数量大于非转移患者（$n = 35$）和健康者（$n = 41$）的 CTCs 数量（$P < 0.001$）。2010 年有相关研究也显示对于晚期胃癌而言不同水平 CTCs 组在无进展生存期（progression-free survival，PFS）(1.4 *vs.* 4.9)、总生存期（overall survival，OS）(3.5 *vs.* 11.7) 上存在显著差异。2016 年的一项研究显示，CTCs 对胃癌手术患者的长期预后存在影响。研究者在手术前从每个治疗阴性的胃腺癌患者中获取 7.5 mL 外周静脉血样本，CTCs > 5 个和 $\leqslant 5$ 个两组间的总体生存率无显著差异（$P = 0.183$），但无复发生存期存在显著差异（$P = 0.034$）。

ctDNA 是指人循环系统中不断流动的携带一定来自肿瘤基因组的 DNA 片段（内含突变、缺少、插入、重排、甲基化等异常变化）。ctDNA 的来源有坏死肿瘤细胞、凋亡肿瘤细胞、CTCs、肿瘤细胞的胞吐作用等。目前认为，ctDNA 的特征揭示了对应肿瘤组织的复杂程度。2018 年的一项回顾性研究，系统回顾了 63 项（食管癌 7 项、胃癌 13 项、间质瘤 2 项和结直肠癌 41 项）研究。作者发现晚期胃癌（Ⅲ／Ⅳ期）患者的 DNA 水平高于早期胃癌患者，另一项涉及 428 例胃癌患者的大型研究发现，切除后持续较高的 ctDNA 水平是复发的指标。在一项针对 277 例Ⅳ期胃癌病例的研究中，还发现术前存在高水平的 ctDNA，会有更高的突变比例（$P < 0.0001$），而这些患者在 5 年的随访期内复发风险增加（$P = 0.037$），总体生存率较低（$P = 0.039$）。2018 年，另一项研究分析了 55 例胃食管腺癌患者的基因组改变。该测试内容包含所选基因中的单核苷酸变体及拷贝数扩增、融合和插入缺失。76%（42/55）的患者具有 ≥1 的基因组改变，而 69.1%（38/55）的患者具有 ≥1 的特征性改变（不包括 VUS）。每位患者的变化中位数为 2（范围为 0～15）。其中 *Tp53*（50.9%，28/55）、*PIK3CA*（16.4%，9/55）、*ERBB2*（14.5%，8/55）和 *KRAS*（14.5%，8/55）基因是受影响最频繁的特征性变化。此外还发现组织和 ctDNA 之间的一致性范围为 61.3%（Tp53 改变）到 87.1%（KRAS 改变）。总体作者认为在胃食管腺癌患者中评估 ctDNA 是可行的。无独有偶，2018 年还有一项研究分析了胃癌患者 IL-10、IL-4 和 *IL-4Rα* 基因的单核苷酸多态性和循环细胞因子谱。发现 1082（G／A）与胃癌风险之间存在关联（$OR = 7.58$，范围为 0.77～74.06，$P = 0.08$）。

外泌体是指细胞分泌出的囊泡，其中包含：蛋白质、DNA、信使 RNA，以及一些非编码 RNA，可能是细胞之间物质沟通与信号转导的载体。目前研究认为外泌体与肿瘤的发生、发展、侵袭、转移、促血管生成、免疫调节、免疫逃避、耐药都具有某些特定关系。可通过超速离心法、磁珠法或 PEG-base 沉淀法提取外泌体，分离纯化出来的产物可以做蛋白质、micRNA 和 LncRNA 等相关研究。目前有研究显示，外泌体携带的信息多样化。其中的蛋白质和核酸，可用于肿瘤的早期诊断、复发判断、耐药性动态检测等相关方面。外泌体在数量上多于 CTCs，且更容易富集，在其结构上具有磷脂双分子层，可有效保护内容物，进而解决了 ctD-NA 在血液中易降解的问题，在肿瘤诊疗上有广泛的应用前景。而 CTCs 的优势在于完整的细胞结构，就像流式细胞术和正在兴起的单细胞测序一样，其优势在于单个细胞层面上的完整性，而且肿瘤细胞的异质性检测也有望通过此方式得到提升。2018 年的一项研究认为，胃癌癌细胞和基质细胞外泌体中的 CD63 表达具有重要意义。CD63 属于外泌体重要的标志物，在 595 例患者的标本中，有 247 例癌细胞 CD63 阳性和 107 例基质细胞 CD63 阳性。CD63 阳性癌细胞的病例与硬化型胃癌肿瘤浸润深度、淋巴结转移、淋巴管浸润和肿瘤大小显著相关。CD63 可能是胃癌患者的预后指标。含 CD63 的外泌体可能与基质细胞和癌细胞之间的相互作用有关，具有一定的检测意义。此外，2018 年的另一项研究显示，肿瘤相关成纤维细胞的 CD9 阳性外泌体会刺激部分类型胃癌细胞的迁移能力。研究中有 OCUM-12、NUGC-3、MKN45、FU97 和 MKN74 五种细胞系。其中的 OCUM-12 细胞和 NUGC-3 细胞会受到癌相关成纤维细胞（cancer-associated fibroblast，CAF）来源的外泌体的促迁移作用。恰巧这两种细胞都属于 scirrhous-type 胃癌细胞系。

液体活检被认为是检测肿瘤、辅助治疗的突破性技术。液体活检相对于常规病理检查的优势有：①病理检查存在诸多不便，如有创性导致重复操作困难且检测缓慢，即便用消化内镜取胃内活组织依然有并发症发生的可能。而液体活检有无创、快速、精确、可重复取样等特点，部分肿瘤标志物试剂盒取唾液即可。②在肿瘤晚期患者的组织标本不易获得或代价极大的情况下，液态活检可作为首选。③当病理检查时获得标本的位置不同，可能有不完全一致的结果，如"一点癌"。而血液等液体标本可更均匀的体现肿瘤的全貌，减少因取材位置不同而导致未发现肿瘤或肿瘤细胞异质性。④液体活检可有效提升对患者病情进展的动态监控，而多次病理检查并不现实，尤其对于化疗、靶向或免疫治疗耐药的检测至关重要。

常规病理检查相对于液体活检的优势有：①组织标本体现了病变的大体观和镜下观，而且直接来源于病变组织，这是液体活检无法提供的。②液态活检结果为阴性时，数据是否可靠、是否有假阴性，而病理学结果依旧是金标准。③病理检查内含最细致的细胞结构信息，对于类似交界性肿瘤等情况时，液体活检先天不足。④对于不同类型肿瘤，检出率差别很大，如脑胶质瘤通过液体活检检出概率很低。⑤液体活检实验室/公司需要统一的标准规范才能达到精准，而且液体活检的可重复性有待提高。

局限与展望：①液体活检可以认为是病理学的新兴分支学科，代表着病理学未来发展的无创或低创、可重复取样和动态监测的发展趋势，但目前仍不能被纳入狭义的病理学诊断范畴。②对于肿瘤这样的多因素、多步骤且受多基因调控影响的疾病，DNA、RNA、外泌体等物质的检测仍不能作为一个独立诊断标准。在肿瘤的五级诊断中，最可信的依旧是拥有镜下组织视野的病理学检测。③在可取得肿瘤组织的情况下，必须以病理学检测结果为主，唯有在取不到组织的情况下，可以用液体活检。④液态活检与组织活检以后的发展侧重点不一样，目前不存在前者全面取代后者的能力，液态活检长于肿瘤筛查、复发预测、耐药监控，以及患者体内肿瘤动态监控等。⑤液态活检属于医疗大健康产业中的新兴消费，且难逃资本追逐。目前自费程度高，有待降价以惠及普通收入人群。随着日新月异的技术进步，也需要政府与相关职能部门应在法律和规定方面对其进行质量控制和行为约束；随着近年来疫苗等生物制品出现重大问题，企业对自身要求也不能有丝毫松懈；医疗机构及医护人员在临床应用时也要及时与患者及家属沟通，减轻精神负担和经济压力。⑥液体活检在本质上属于病理学诊断的延伸，也是通过检测 CTCs、ctDNA、ctRNA、exosome 这样的信息载体，进而对核酸或蛋白质等肿瘤分子标志物进行定量/定性检测，分子标志物的发现、筛选、微量检测成为制约其发展的瓶颈。

蛋白成分标志物包括肿瘤相关性抗原和肿瘤特异性抗原。虽然研究者们一直致力于肿瘤特异性抗原的寻找，遗憾的是，目前成药的靶点基本全是肿瘤相关抗原，这也是毒副反应发生的主要原因。目前血清胃蛋白酶原（pepsinogen，PG）、胃泌素及生长激素释放肽（ghrelin）的研究较为成熟，除此以外 PD-1/PD-L1、CTLA-4 的研究也较多。2019 年的一项研究显示，PD-L1 表达可能是胃癌患者预后不良的独立指标。研究包含了 170 例手术切除的标本，进行 PD-1 和 PD-L1 的免疫组织化学分析，PD-1 和 PD-L1 分别在胃癌组织中的表达率为 30.0% 和 60.5%，PD-L1 表达阳性的患者的无病生存时间比无 PD-L1 表达的患者短（$P = 0.005$）。未来蛋白标志物的研究方向可以侧重于以下几个方面：肿瘤微环境标志物、上皮间充质转化标志物、肿瘤免疫相关标志物等。

肿瘤微环境是"种子—土壤学说"的重要组成部分，肿瘤微环境是指肿瘤的发生、发展、侵袭、转移。其与肿瘤细胞所处的内外环境有着密切联系。通过自分泌和旁分泌作用，肿瘤细胞可以维持或改变微环境，促进肿瘤的生长和转移。而同时全身和局部器官组织也能通过代谢、分泌、免疫系统功能调节来影响肿瘤的发生和发展。微环境介导的耐药性可以由肿瘤或基质细胞分泌的可溶性因子诱导。肿瘤细胞对成纤维细胞或细胞外基质成分的黏附也可以钝化治疗反应。以微环境为目标的治疗策略包括抑制细胞外配体—受体相互作用和下游通路。免疫细胞可以改善和阻碍治疗功效，并且在肿瘤微环境中其活化状态可能不同；因此，重新编程免疫应答将更加有益。同时靶向肿瘤细胞和微环境的合理药物组合的开发可能是克服治疗耐药性的解决方案。目前在胃癌相关研究中，CAF、细胞黏附分子（cell adhesion molecule，CAM）细胞属于热点领域。2019 年的一项研究显示，纤维细胞活化蛋白（fibroblast activation protein，FAP）和 HGF 表达在胃癌血管生成和转移中起作用。在胃癌组中，FAP 和 HGF 的蛋白质阳性表达比例分别为 61.8% 和 67.3%，均高于正常组、胃溃疡组，且正常胃黏膜和胃溃疡患者的微血管数量溃疡组远少于胃癌组。分析显示 FAP、HGF、微血管密度（microvascular density，MVD）与浸润深度、肿瘤淋巴结转移分期，淋巴结转移和远处转移高度相关。

在消化系统微生物方面，Hp 与 EBV 见于其他章节，此处不单独赘述。宏基因组是指环境中全部微小生物遗传物质的总和，主要指环境样品中的细菌和真菌的基因组总和。消化道与外界环境相同，微生物资源丰富，胃癌的发生与 Hp 感染高度相关，这也显示胃肠道包括口腔内的微生物都有可能会提示或影响胃癌发病、进展与预后。2017 年有研究认为胃贲门腺癌与胃内菌群的宏基因组关系密切。研究收集了 80 对肿瘤和匹配的非恶性肿瘤病例的胃微生物群落。与无恶性上消化道肿瘤家族史的患者相比有家族史的患者 Hp 相对丰度更高（0.83 *vs.* 0.38，$P = 0.01$）和 α 多样性较低（物种数：51 *vs.* 85，$P = 0.01$）。高分期肿瘤的患者相对早期患者 Hp 相对丰度更高（0.73 *vs.* 0.18，$P=0.03$），同时有较低的 α 多样性（物种数：66 *vs.* 89，$P=0.01$），以及 β 多样性改变（$P=0.002$）。2018 年的一项研究显示，对 6 例胃癌患者和 5 例浅表性胃炎患者的洗胃样本进行了宏基因组测序后显示差异。胃癌患者胃内微生物群物种丰富度降低，13 个细菌类群丰富伴 31 个类群枯竭（$P<0.05$）。其中在胃癌中最有代表性的较丰富细菌多为共生或机会致病菌，通常定殖于口腔，包括奈瑟氏菌，异戊球菌和聚集菌，链球菌属的肺炎链球菌和卟啉单胞菌属的内生菌。与胃癌相关的三个属中的每一个都可以将良恶性疾病完全分开。尤其是鞘氨醇单胞菌能够降解致癌化合物的细菌，在胃癌环境中消失。这项研究也说明，胃癌患者宏基因组的新变化，微生物组的组成比例及变化可用于胃癌的诊断、预后分析。随着技术进步，微生物制剂可能用于胃癌或者其他肿瘤的防治。

此外，分子标志物的筛选对于肿瘤分子流行病学乃至肿瘤防治而言都至关重要。其筛选的原则一贯遵从敏感度、特异度、可重复性的平衡性原则。应拓宽视野，依照精准医疗的理念，着重个体差异的发掘，而且在肿瘤的发生、发展中，分子标志物的表达也存在动态变化。就分子标志物的发现规律而言，相关探索已进入了"深水区"，截至目前，肿瘤特异性抗原的发现极少，肿瘤相关性抗原依旧占据主导地位。标志物的特异性属于"瓶颈问题"的现状可能在近期无法改变，基础研究依旧是临床转化的前提与基石。

中国医学临床百家

参考文献

1. LIPSICK J. A history of cancer research: tumor suppressor genes. Cold Spring Harb Perspect Biol, 2020, 12 (2): a035907.

2. ZHAO Y, ZHANG J, CHENG A S L, et al. Gastric cancer: genome damaged by bugs. Oncogene, 2020, 39 (17): 3427 - 3442.

3. SMITH A J, SMITH L A. Viral carcinogenesis. Prog Mol Biol Transl Sci, 2016, 144: 121 - 168.

4. HINO O, KOBAYASHI T. Mourning Dr. Alfred G. Knudson: the two-hit hypothesis, tumor suppressor genes, and the tuberous sclerosis complex. Cancer Sci, 2017, 108 (1): 5 - 11.

5. LV H, LIU R, FU J, et al. Epithelial cell-derived periostin functions as a tumor suppressor in gastric cancer through stabilizing p53 and E-cadherin proteins via the Rb/E2F1/p14ARF/Mdm2 signaling pathway. Cell Cycle, 2014, 13 (18): 2962 - 2974.

6. YAMAGUCHI T, FUSHIDA S, YAMAMOTO Y, et al. Tumor-associated macrophages of the M2 phenotype contribute to progression in gastric cancer with peritoneal dissemination. Gastric Cancer, 2016, 19 (4): 1052 - 1065.

7. PITOLLI C, WANG Y, MANCINI M, et al. Do mutations turn p53 into an oncogene? Int J Mol Sci, 2019, 20 (24): 6241.

8. ZARAVINOS A. Oncogenic RAS: from its activation to its direct targeting. Crit Rev Oncog, 2017, 22 (3/4): 283 - 301.

9. NEPAL R M, MARTIN A. Unmasking the mysteries of MYC. Journal of immunology, 2019, 202 (9): 2517 - 2518.

10. OLIVEIRA L A, OSHIMA C T F, SOFFNER P A, et al. THE CANONICAL WNT PATHWAY IN GASTRIC CARCINOMA. Brazilian Archives of Digestive Surgery, 2019, 32 (1): e1414.

11. SHENOY S. CDH1 (E-Cadherin) mutation and gastric cancer: genetics, molecular mechanisms and guidelines for management. Cancer Management and Research, 2019, 11: 10477 - 10486.

12. SUN S, GONG Q. The expressions and prognostic implications of twist and E-cadherin in adenocarcinomas of the gastroesophageal junction and proximal gastric carcinoma. Medicine, 2019, 98 (52): e18449.

13. FU L, YIN F, LI X R, et al. Generation and characterization of a paclitaxel-resistant human gastric carcinoma cell line. Anticancer drugs, 2018, 29 (6): 491 – 502.

14. CUI X, ZHANG H, CAO A, et al. Cytokine TNF-α promotes invasion and metastasis of gastric cancer by down-regulating Pentraxin3. Journal of Cancer, 2020, 11 (7): 1800 – 1807.

15. BA M, LONG H, YAN Z, et al. BRD4 promotes gastric cancer progression through the transcriptional and epigenetic regulation of c-MYC. Journal of Cellular Biochemistry, 2018, 119 (1): 973 – 982.

16. CHRISTMANN M, KAINA B. Epigenetic regulation of DNA repair genes and implications for tumor therapy. Mutation Research/Reviews in Mutation Research, Apr-Jun 2019; 780: 15 – 28.

17. OH J H, RHYU M G, KIM S I, et al. Gastric mucosal atrophy impedes housekeeping gene methylation in gastric cancer patients. Cancer Res Treat, 2019, 51 (1): 267 – 279.

18. ZHANG Z, YU W, CHEN S, et al. Methylation of the claudin-3 promoter predicts the prognosis of advanced gastric adenocarcinoma. Oncology Reports, 2018, 40 (1): 49 – 60.

19. YATABE Y. Pathological diagnosis of MSI-H Tumors. Gan to kagaku Ryoho, 2018, 45 (11): 1582 – 1586.

20. HANG X, LI D, WANG J, et al. Prognostic significance of microsatellite instability-associated pathways and genes in gastric cancer. International Journal of Molecular Medicine, 2018, 42 (1): 149 – 160.

21. DAI D, ZHAO X, LI X, et al. Association between the microsatellite instability status and the efficacy of postoperative adjuvant chemoradiotherapy in patients with gastric cancer. Frontiers in oncology, 2019, 9: 1452.

22. 魏于全, 赫捷. 肿瘤学. 2 版. 北京: 人民卫生出版社, 2015.

23. DANESE E, MONTAGNANA M, LIPPI G. Circulating molecular biomarkers for

screening or early diagnosis of colorectal cancer: which is ready for prime time? Annals of Translational Medicine, 2019, 7 (21): 610.

24. ZHONG X, ZHANG H, ZHU Y, et al. Circulating tumor cells in cancer patients: developments and clinical applications for immunotherapy. Molecular Cancer, 2020, 19 (1): 15.

25. SALUJA H, KARAPETIS C S, PEDERSEN S K, et al. The use of circulating tumor DNA for prognosis of gastrointestinal cancers. Frontiers in Oncology, 2018, 8: 275.

26. KATO S, OKAMURA R, BAUMGARTNER J M, et al. Analysis of circulating tumor DNA and clinical correlates in patients with esophageal, gastroesophageal junction and gastric adenocarcinoma. Clin Cancer Res, 2018, 24 (24): 6248 - 6256.

27. CáRDENAS D M, SáNCHEZ A C, ROSAS D A, et al. Preliminary analysis of single-nucleotide polymorphisms in IL-10, IL-4, and IL-4Rα genes and profile of circulating cytokines in patients with gastric Cancer. BMC Gastroenterology, 2018, 18 (1): 184.

28. MIKI Y, YASHIRO M, OKUNO T, et al. CD9-positive exosomes from cancer-associated fibroblasts stimulate the migration ability of scirrhous-type gastric cancer cells. British Journal of Cancer, 2018, 118 (6): 867 - 877.

29. KIM J H, KIM S Y, SHIN E Y, et al. Expression patterns of programmed death-1 and programmed death-1 ligand-1 on T cells in gastric cancer. Oncology letters, 2019, 18 (3): 2661 - 2669.

30. WU T, DAI Y. Tumor microenvironment and therapeutic response. Cancer Letters, 2017, 387: 61 - 68.

31. YU G, HU N, WANG L, et al. Gastric microbiota features associated with cancer risk factors and clinical outcomes: a pilot study in gastric cardia cancer patients from Shanxi, China. International Journal of Cancer, 2017, 141 (1): 45 - 51.

32. HU Y L, PANG W, HUANG Y, et al. The gastric microbiome is perturbed in advanced gastric adenocarcinoma identified through shotgun metagenomics. Frontiers in Cellular and Infection Microbiology, 2018, 8: 433.

（李潇　整理）

胃癌肿瘤标志物

14. 肿瘤标志物——隐藏在血液中的"肿瘤秘密"

肿瘤是指机体在各种致癌因素作用下，局部组织细胞发生基因层面上的改变，使其无法正常调控细胞的增生凋亡，导致细胞异常增殖或分化而形成的细胞聚集体。肿瘤在发展的早期体积小，转移的机会较少，通过手术切除可以达到彻底清除病灶的效果，使疾病得到治愈。所以在此基础上，越早发现的肿瘤，治愈的机会越大，如何在早期筛查发现并准确诊断肿瘤是一个非常重要的环节。目前临床上常用的诊断手段有影像学诊断、生化诊断及病理学诊断等。其中生化诊断主要关注的指标就是肿瘤标志物。肿瘤标志物可以用于早期筛查、诊断肿瘤、评估肿瘤治疗效果、监测肿瘤的复发和转移。

通俗来讲，肿瘤标志物就是在肿瘤患者体内与正常组织含量不同的物质，能够提示我们体内肿瘤的存在。可以被当作肿瘤标志物的物质有很多种类，如基因表达的蛋白、抗原、酶、受体、激素、癌基因和抑癌基因等。肿瘤标志物常常是肿瘤细胞的一部分或者是由肿瘤细胞分泌，在肿瘤的发生、发展过程中被释放到血液或其他体液中。可通过免疫学、分子生物学及蛋白质组学等技术检测其表达的水平，应用在临床对肿瘤疾病的诊断、治疗评估、预测预后等工作中。

目前肿瘤标志物大体分为以下五类。

（1）原位性肿瘤相关物质：此类物质在正常细胞中含量很少，但在肿瘤细胞中含量会增多。

（2）异位性肿瘤相关物质：此类物质只在肿瘤细胞中存在，在同类的正常细胞中不存在，如异位性激素。肺癌时，血液中促肾上腺皮质激素可以明显升高，这是由肺癌细胞分泌所致。

（3）胎盘和胎儿性肿瘤相关物质：一些胚胎性物质会在胎儿成长过程中不再表达，当成人组织细胞发生癌变时，这类胚胎性物质又再次产生或表达。这类物质又可以分为 3 类：①癌胚性物质，如癌胚抗原（carcinoembryonic antigen，CEA）、甲胎蛋白（alpha-fetoprotein，AFP）、BFP 和组织多肽抗原（tissue polypeptide antigen，TPA）；②癌胎盘性物质，如妊娠蛋白；③激素和酶及同工酶。

（4）病毒性肿瘤相关物质：凡能引起人或动物肿瘤生成或细胞恶性转化的病毒，统称为肿瘤病毒。如乙型和丙型肝炎病毒可导致肝癌、EB 病毒可导致 Buikitt 淋巴瘤、HTL-1 病毒可导致成人

T 细胞白血病、HPV 病毒可导致宫颈癌与皮肤癌等。

（5）原癌基因、抑癌基因及其表达产物：肿瘤本身就是由于相关基因的突变和调控功能改变导致的细胞癌变。那么在肿瘤细胞中发现的异常基因变化也可以作为肿瘤发生和发展的重要标志，包括原癌基因激活和抑癌基因失活及其产物表达异常。

15. 胃癌中常见的肿瘤标志物有哪些？

在我国，胃癌的发病率高居前列，并且预后一般较差。不像 AFP 与肝癌、PSA 与前列腺癌，通过检测相关肿瘤标志物结合临床症状可以基本确定对疾病的诊断。在胃癌中迄今为止尚未发现某一种针对胃癌特异性和敏感度较高的肿瘤标志物，但是目前已经发现了许多和胃癌有密切关系的肿瘤标志物，临床上常常采用联合检测的方法来提高胃癌早期诊断的阳性率及预后判断的准确性。

（1）蛋白类标志物

①CEA：CEA 是一种糖蛋白，可由胆管上皮细胞合成。存在于正常 2~5 个月胎儿体内的胃肠黏膜上皮细胞中，在胚胎后期或胎儿出生后逐渐消失，当体内出现肿瘤时可重新出现在恶性肿瘤表面。最早是于 1965 年在大肠癌的提取物中发现的，因其也存在于胚胎细胞中，所以被称作癌胚抗原。人体的正常组织也会分泌 CEA，如小肠、胆管、胰管、前列腺、支气管等。成年人正常的血清 CEA 浓度约为 2 μg/L，部分支气管疾病和肺部疾病，以及胃

肠疾病可导致血清 CEA 升高。约有超过一半的胃癌患者血清中 CEA 水平高于正常水平,但在原发性胃癌中,阳性率只有 25% 左右,不过在胃癌发生肝转移时,血清 CEA 的水平明显升高,且转移程度越高,CEA 的血清含量也会随之增加。在肺癌、结肠癌、乳腺癌中也可检测到血清 CEA 含量的升高,尤其是在发生转移的情况下。所以 CEA 并不是一种特异性的肿瘤抗原,并且临床实践中发现 CEA 的检测结果会出现较大的假阳性和假阴性可能。有研究数据表明,胃癌患者血清 CEA 水平对胃癌诊断的敏感性为 50.6% 、特异性为 82.1% ,并且随着胃癌分期增加,CEA 水平也随之增高,呈显著的正相关,这也提示我们血清 CEA 监测可用于胃癌治疗效果的评估及转移预测的一个指标。

糖蛋白类肿瘤标志物,又称糖蛋白抗原。一般细胞膜表面都有丰富的糖蛋白,当正常细胞转化为恶性细胞时,细胞表面的糖蛋白会发生变异,形成一种和正常细胞不同的特殊抗原。这类抗原可以采用单克隆技术鉴定,是和酶、激素不同的新一代肿瘤标志物,较两者在特定肿瘤的诊断方面具有更高的灵敏度和特异性。糖蛋白类肿瘤标志物是存在于肿瘤细胞表面或由肿瘤细胞分泌的糖蛋白,其所结合的糖是一类含氮的多糖(黏多糖),比较常见的是唾液酸和岩藻糖。糖蛋白类肿瘤标志物又可以分为高分子黏蛋白类和血型抗原肿瘤标志物。

② CA19-9:CA19-9 是属于血型抗原肿瘤标志物的一种。CA19-9 是一种高分子量的黏蛋白性的糖类蛋白标志物,分子量大

于 1000 kD；也是存在于细胞膜上的糖脂质，以唾液黏蛋白的形式存在血清中，分布在正常胎儿胰腺、胆囊、肝、肠和成年人的胰腺、胆管上皮中。CA19-9 可以存在多种腺癌中，在消化道肿瘤如胃癌、肠癌、胰腺癌等中敏感度较高，故又将其称为消化道肿瘤相关抗原。在消化道良性病变中 CA19-9 也能升高，但幅度较小。其中在胰腺癌的血清中，CA19-9 的升高最为明显，是胰腺癌的第一标志物。研究显示胃癌患者血清 CA19-9 水平的敏感性为 25% ~ 70%、特异性为 50% ~ 95%，就单项指标而言 CA19-9 是特异性最高的标志物；其水平和敏感性随胃癌 TNM 分期递增而升高，尤以 IV 期及伴肝转移组最显著，并与胃癌淋巴结转移、生存率，以及预后密切相关。在胃癌中单独检测 CA19-9 的阳性率为 35% ~ 40%，但联合 CEA 检测时阳性率可以提高到 70%。这就说明，在胃癌中单独检测 CA19-9 的临床意义较为有限，但若联合 CEA，可有助于对胃癌的诊断及患者生存期的判断。还有研究显示 CA19-9 的含量是腹膜冲洗学阳性和腹膜转移肿瘤的重要测定指标，这对胃癌分期及治疗效果评估和预后预测等都有重要意义。

③ CA72-4：CA72-4 同样是一种血型抗原肿瘤标志物，是唾液酸岩藻糖的衍生物，分子量 > 100 kD。在各种消化道肿瘤及卵巢癌中均可升高，是胃癌的首选标志物。据统计，CA72-4 诊断胃癌的敏感性为 30% ~ 94%、特异性为 92% ~ 94%，高于 CEA、CA19-9。不同类型的胃癌 CA72-4 阳性率不同，在分化较差的胃癌中其含量明显高于分化较好的肿瘤。单纯检测 CA72-4 不能作为胃癌诊断和

复发的指标。在胃癌中，常对 CA72-4 与 CEA 进行联合检测，可明显提高对胃癌诊断的敏感性。CA72-4 和其他肿瘤标志物相比，其最主要的特点为特异性较高，可以较好地和良性疾病进行鉴别诊断，在良性胃病患者中其检出率 < 1% 。目前研究发现相对CA19-9 及 CEA 来说，CA72-4 水平与胃癌患者浆膜受累、肝转移、腹膜受累和术后生存期缩短等相关。能更好区分 Ⅰ 、Ⅱ 期胃癌患者与正常对照组、是否有淋巴结转移及浆膜层浸润。

④AFP：AFP 是肝癌诊断的重要指标，在胃癌患者中阳性率为 5% ~ 15% ，是一组具有特殊病理特征的高度恶性肿瘤，更易发生肝转移和淋巴转移，具有明显的侵袭性和恶性生物学行为，多发生于老年人，存活期少于 1 年，被认为是一种独立的预后因素。胃癌 AFP 异质体以非结合型为主，而原发性肝癌以结合型为主，故 AFP 异质体有助于胃癌伴肝转移与原发性肝癌的鉴别诊断。AFP 越高肝转移的可能越早，因此早期发现对于选择手术方式和判断预后有指导意义。胃癌产生的 AFP 具有胃肠道特异性，其与凝集素反应的特征是 AFP-C1 等增多。如果化疗后 AFP 持续升高，提示该胃癌对化疗不敏感。

⑤CA12-5：CA12-5 是卵巢癌的首选标志物，但在其他肿瘤，尤其在消化道肿瘤中也有较高敏感性。胃癌发生远处转移，尤其当发生腹腔转移时，常伴有血清 CA12-5 的升高。在临床上，CA12-5 结合腹腔镜检查是判断胃癌腹腔转移的良好指标。CA12-5 高表达也和术后肿瘤复发相关。

⑥其他标志物：CA19-5 与 CA19-9 类似，也是一种糖蛋白或黏蛋白，在患有消化道疾病，如胃癌、胰腺癌等的患者血清中可以检测到其比正常水平有所升高，可以作为辅助诊断胃癌的标志物。其他胃癌肿瘤标志物还包括 MG7Ag、CA24-2、铁蛋白和 CA50 等。

（2）酶类标志物

PG：PG 为胃蛋白酶的前体，依免疫原性不同将 PG 可分为胃蛋白酶原Ⅰ（pepsinogen Ⅰ，PG Ⅰ）和胃蛋白酶原Ⅱ（pepsinogen Ⅱ，PG Ⅱ）两种，其中 PG Ⅰ由胃底、胃体主细胞和颈黏液细胞分泌，大量存在于胃体中，而 PG Ⅱ除胃体外，也存在于贲门、幽门、胃窦、十二指肠近端和十二指肠腺。日本于 1990 年前就将 PG Ⅰ、PG Ⅱ水平和胃蛋白酶原Ⅰ/胃蛋白酶原Ⅱ（pepsinogen Ⅰ/pepsinogen Ⅱ，PGR）值引入作为胃癌筛查指标，韩国在 2008 年首次报道将该指标纳入早期胃癌筛查研究，并证实可提高胃癌检出率，但应评估 Hp 感染状态、性别、组织病理特征。肠型胃癌存在相当长的潜伏期，经历一系列癌前疾病，即浅表性胃炎、萎缩性胃炎、上皮化生、上皮内瘤变。

PG 水平可以反映胃黏膜形态及功能状态，主要反映主细胞数量，可在胃液、血清和 24 小时尿液中检测其含量。具体机制为萎缩性胃炎引起胃底腺萎缩、主细胞数量减少，PG Ⅰ水平下降，而 PG Ⅱ的水平保持相对不变，进一步发展伴有肠化生以及胃窦腺向胃体延伸，出现胃底腺假幽门腺化生时，PG Ⅱ水平随之升高，

PG I /PG II 比值随之下降。因此 PGR 可作为胃癌发展的标志。胃黏膜不同部位的病变及其严重程度可由 PG I 、PG II 和 PGR 水平的变化反映出来，检测血清 PG 水平及其 PGR 变化对诊断胃部病变及其部位具有一定意义。那么基于 PG 下降与胃黏膜萎缩之间的关系，并且胃黏膜萎缩是胃癌的高危因素之一，血清 PG 值可作为诊断胃癌的指标，敏感性可以达到 77%，假阳性率为 27%。由此可见，血清 PGI 水平及 PGR 值测定是一项很有价值的胃癌高危人群筛查指标。

（3）激素类标志物

胃泌素是由胃窦 G 细胞合成及分泌的一种肽类激素，胃泌素释放后主要通过血液循环作用刺激胃壁细胞，使其分泌盐酸。其血清水平高低由胃窦部功能以及壁细胞分泌的胃酸决定。对调控消化道功能和维持其结构完整性有重大意义。胃泌素包括胃泌素-34、胃泌素-52、胃泌素-14、胃泌素-17 等多种亚型，其中胃泌素-17 在人体中含量最多，约有 90%，同样也起着最重要的作用。调节胃泌素分泌的途径有很多：胃体在进食后产生的化学刺激和体积变化带来的机械刺激可以通过刺激迷走神经兴奋促进胃泌素分泌；胃酸过高时机体产生的负反馈机制可以抑制胃泌素分泌；电解质变化也可以引起胃泌素分泌变化，主要是由于胃窦 G 细胞表面的钙表面受体受到血钙浓度变化的刺激可以影响胃泌素分泌；炎症的发生也会促进胃泌素分泌。

胃泌素和胃癌的关系是非常密切的。从病理学角度来看，早期胃癌的发生需要经历萎缩性胃炎这一过程，胃窦的腺体在黏膜的萎缩过程中会逐步减少甚至丧失，从而引起胃窦 G 细胞的缺失，胃泌素的含量也会随之减少。研究发现，在 CAG 胃体发生萎缩的患者血清中，血清胃泌素-17（gastrin-17，G-17）水平升高，PG Ⅰ 或 PGR 降低；胃窦萎缩的患者，血清 G-17 降低，PG Ⅰ 或 PGR 正常；发展到全胃萎缩的患者则两者均降低。那么血清 G-17 水平的降低可以作为早期胃癌的一个标志。但晚期胃癌患者血清 G-17 水平会显著增高，这并不能说明 G-17 可以作为区分胃癌早期和进展期的标准。

胃泌素的分泌增多可以促进胃癌细胞的增生。胃泌素对胃黏膜有营养作用，胃泌素通过与胃泌素受体结合，发出信号激活细胞内的腺苷酸环化酶，使胞内环磷腺苷酸增高，激活部分原癌基因，使其额外表达，促进细胞的过度增生。研究发现，胃泌素还可以通过激活磷脂酶途径，促进细胞的增生与癌变，胃泌素对受体阳性的胃癌细胞有刺激生长的作用，随着胃泌素含量的增加，其促增生的作用和含量呈正相关，当胃泌素受体达到饱和状态后，促细胞增生的作用也就不会进一步增强了。

胃泌素的分泌还可以抑制细胞的凋亡。胃癌细胞的凋亡机制受多种因素的调控。目前的实验发现这种机制是由上调细胞凋亡促进 *Bax* 基因和下调细胞凋亡抑制 *Bcl-2* 基因来实现的。在胃癌前病变相关实验中，胃泌素被发现与环氧化酶-2（cyclooxygenase-2，COX-2）的表达呈现相关性，胃泌素可以上调 COX-2 的表达，促进细胞的增生，抑制细胞的凋亡，促进血管的生成，从而诱导肿瘤的发生。有实验证实，在使用胃泌素受体拮抗剂后胃癌细胞更易于凋亡。选择性 COX-2 抑制剂在动物模型中显示出强大的抗癌活性。同时发现胃泌素受体拮抗剂能有效地抑制 COX-2 的表达。在人胃癌细胞株 AGS 中，G 细胞分泌胃泌素可以激活 CCK-B 受体、PKC 和有丝分裂原激活蛋白激酶（MAP 激酶）从而产生抑制凋亡的蛋白 MCL-1，在高胃泌素血症的患者体内也可检测出 MCL-1 的高表达。另有研究表明高胃泌素血症诱导的类肠嗜铬细胞（enterochromaffin-like cells，ECL），可诱导抑癌基因 *p53* 的突变从而抑制细胞的凋亡。

胃泌素还与肿瘤细胞的浸润与转移有关。胃泌素可以促进胃癌细胞的迁移，机制可能与胃泌素促进多种金属蛋白酶（matrix metalloproteinases，MMPs）相关。实验发现 MMPs 可降解细胞外基质、调节细胞间的黏附从而影响细胞的浸润与转移，MMP-2、MMP-9 及 VEGF 在很大程度上促进了胃癌组织中血管的生长和细胞的侵袭。胃泌素可通过丝裂原激活蛋白激酶促进 MMP-7 蛋白的产生，从而诱导细胞的迁移。研究表明下调胃泌素的表达后，在胃癌细胞中 MMP-9 蛋白表达水平将明显下降，提示胃泌素可能通过上调 MMP-9 蛋白的表达促进胃癌细胞的迁移，进而促进胃癌细胞的浸润与转移。

考虑到胃泌素的分泌受到很多条件的影响，单一的测定胃泌素的血清含量无法准确反映胃癌的情况，G-17 用于区分胃部有无病变的最佳标准值为 3.0 pmol/L，区别有无胃癌的最佳标准值为 10.7 pmol/L，诊断胃体部恶性肿瘤的准确性更高。临床上更推荐多种指标联合检测，如果 GA-17 水平明显升高，胃蛋白酶原酶原 PGⅠ、PGⅡ水平明显降低及 Hp IgG 抗体水平降低，则考虑诊断早期胃癌的可能性较大。临床试验研究得出，当血清 PGⅠ < 35 ng/L、PGR > 1.5 结合全身适应综合征（general adaptation syndrome，GAS）> 90 ng/L 时胃癌诊断标准的灵敏度和特异度可以达到 94.2% 和 73.4%。但胃泌素本身受进食或其他生理变化影响较大，这种不稳定性使得其作为胃癌标志物的准确性仍有待确定。

（4）环境因子

血清 Hp 抗体：Hp 感染是胃癌主要的危险因素，通过检测 Hp 血清抗体可明确是否存在感染。CAG 则可以通过测定血清 PG 含量来反映。Hp 感染和 CAG 可以通过二者的检测来辅助诊断，但是严重的 CAG 会降低 Hp 抗体的滴度或在仅有 Hp 感染而无 CAG 存在的情况下血清 PG 检查为阴性。这使得两项检查单独使用的准确率有待商榷。日本提出的 ABC 法，应用血清 Hp 抗体联合血清 PG 水平来评估胃炎的严重程度，按胃癌风险由低至高分为 A、B、C、D4 个组，A 组〔Hp(－)，PG(－)〕，表示无 Hp 感染的健康者；B 组〔Hp(＋)，PG(－)〕，没有 CAG 的 Hp 感染者，即无或轻度慢性萎缩性胃炎；C 组〔Hp(＋)，PG(＋)〕，即 Hp 感染的慢性萎缩性胃炎患者；D 组〔Hp(－)，PG(＋)〕，即重度萎缩性胃炎伴广泛肠上皮化生。随访的结果显示 A 组风险较其他组低，B 组风险较 C 组和 D 组低，C 组和 D 组胃癌累积发生率基本相同，差异无统计学意义。其中 Hp 感染者往往需要多次内镜的随访监测，有必要通过 Hp 根除治疗以预防胃癌。临床上 C 尿素呼气试验是一种检测 Hp 无创、简便、可靠的方法，敏感度及特异度均较高。有研究表明 Hp 抗体滴度定量检测可进一步提高 ABC 法筛查早期胃癌及胃癌风险预测能力。ABC 在临床中应用需要注意的是，尽管 A 组患者胃癌发病率较低，但是仍存在一部分发病的患者，并且进展速度较快，分型恶劣。

胃壁细胞抗体（ant-parietal cell antibody，APCA）也是一种血清中可检测的 CAG 相关抗体，主要与萎缩性胃炎相关。该抗体可以导致胃黏膜萎缩，从而引发恶性肿瘤，所以该抗体可以作为胃癌的一种补充标志物。在人群中 Hp 阴性个体较 Hp 阳性个体患有萎缩性胃炎的风险更高。

（5）分子遗传学标志物

①循环 miRNAs

随着对胃癌发病机制研究的逐步进展，人们发现了 miRNAs 与胃癌的发生有着密切的联系。研究发现 miRNAs 能够通过与靶基因的 3' 非编码区（3'untranslated region，UTR）直接结合而降解或抑制相应 mRNA 的翻译，参与胃癌细胞的发生、增生、侵袭转移，引起胃癌细胞代谢过程改变和免疫逃逸等。循环 miRNAs 中的 miRNA 由肿瘤组织产生释放到血液中，外泌体可以保护 miR-NA 免受核糖核酸酶的降解，使其可在血清、血浆、唾液、尿液、粪便、乳汁、胃液等多种体液中稳定存在。miRNA 对不同组织类型，甚至同一组织中不同的细胞类型具有特异性。循环 miRNAs 的稳定性及表达特异性使其有望成为恶性肿瘤临床无创诊断尤其是早期诊断的分子标志物。

循环 miRNAs 在诊断胃癌前病变中有很大价值。研究发现胃癌患者血浆中 miR-223 和 miR-21 表达水平明显高于正常人，miR-218 则明显降低。其中 miR-223 的血浆含量与 Hp 感染相关，miR-223 在有 Hp 感染的胃癌患者血浆中的表达水平较正常人明显升高。miR-21 是发现较早的一种 miRNA，已被证实在胃癌细胞中异常表达。胃癌患者 miR-21 明显升高，血清和外周血单核细胞中 miR-21 诊断胃癌的敏感性和特异性分别为 88.4%、79.6% 和 80.3%、73.4%。研究显示，相比于目前常用的 CEA 和 CA19-9，循环 miR-196a 在胃癌筛查中具有更高的敏感性和特异性。与 CEA 或 CA19-9 相比，循环 miR-196a、miR-196b 及 miR-196b 联合可区分 GC 患者和健康对照者。循环 miRNAs 与胃癌转移和预后不良密切相关，还有提示胃癌远处转移的作用。

临床试验表明 miR-20a 表达水平在胃癌患者术前较高而在术后则明显下降，且术前血清表达水平越高预后越差，提示 miR-20a 与胃癌的恶性程度有关，可以用于预后的预测工作。同时有临床试验表明，miRNAs 在检测早期胃癌术后复发方面有很大价值。

循环 miRNAs 在早期胃癌的检测中体现出很多优势，如检测技术快捷、创伤小、可重复、诊断灵敏度、特异性和准确率较高。虽然 miRNA 具有较高的敏感度，但 RNA 的化学不稳定性可能会成为诊断的技术挑战，并且同一种 miRNA 在不同的恶性肿瘤中都可以表现出表达异常，所以暂时没有胃癌特异的循环标志物。由于循环 miRNAs 可在多种体液中检测到，如血清、血浆、胃液、腹膜腔积液、胸腔积液、尿液，那么如何选择合适的体液及检测技术的选择也是临床上需要面对的难题。

circRNAs 是一种特殊的非编码 RNA 分子，其特征为共价闭环结构，无 5'-3' 极性，不被传统的 RNA 外切酶降解，且比线性 RNA 更稳定。研究发现与邻近正常组织相比，circRNAs 在胃癌中异常表达，其中 circRNA0026（hsa circ0000026）在 GC 中表达明显下调 2.8 倍。已经发现在 GC 组织中有 6 种表达的 circRNAs，并通过 qRT-PCR 验证其中 3 个（hsa circRNA 400071、hsa cir-cRNA 000543 和 hsa circRNA 001959）的表达具有差异性。

由于 circRNAs 不易被 RNA 外切酶降解，因此在人体细胞、血浆或胃液中稳定表达。实验发现血浆中 hsa circ 0001017 或 hsa circ 0061276 含量水平较低的患者总生存率低于含量水平较高的患者。此外，两种 circRNAs 的血浆水平在手术后恢复正常的患者中有较长的生存期。在胃癌患者血清和胃癌组织样本中可以检测到 circ 0001649 的含量下降，且与病理分化程度呈负相关。术后水平较术前有提高。对胃癌检测的敏感度和特异度分别为 70% 和 82%。研究表明 circ 0001649 在胃癌组织和血浆中表达水平下调，且其在胃癌组织中的表达水平与肿瘤分化程度呈负相关，其血浆含量与 TNM 分期同样呈负相关。所以 circRNAs 可能是胃癌筛查、诊断和预后的有价值的血液生物标志物。

lncRNAs 是长度超过 200 个核苷酸的非编码 RNA，只有有限的蛋白质编码潜力。RNA152（LINC00152）是一种在胃癌中异常表达的长基因间非蛋白编码 lncRNA，其血浆水平在 GC 患者中与健康对照者相比显著升高，并且与术前相比，术后血浆标本中的水平较高。这种 lncRNA 可以考虑用于鉴别胃癌患者和良性胃疾病患者。另一种可以在胃液中检测到的 lncRNA 是 AA174084，其特征是胃癌患者的水平高于正常人。外泌体 HOTTIP 诊断胃癌的敏感性和特异性分别为 70% 和 85.0%。Hox 转录反基因 RNA（HOTAIR）也被认为与胃癌肿瘤的发生和进展有关。研究提示胃癌患者 HOTAIR 血浆水平明显升高，此外，HOTAIR 表达越高，胃癌肿瘤分期越晚、转移可能性越大。

②人类表皮生长因子受体 2（human epidermal growth factor receptor 2，HER2）

HER2 基因是人表皮生长因子受体家族蛋白的一员，是致癌基因 *C-erB-2/neu* 的产物，该家族还包括 HER1、HER3、HER4 三个成员。*HER2* 基因作为酪氨酸激酶受体调节细胞分化、增生。在正常条件下是一种非激活状态，受到体内外的相关因素刺激后其结构、表达均将改变，*HER2* 基因从而被激活，诱导细胞膜蛋白的过表达，调控包括增生、分化、细胞凋亡等细胞的功能。目

前，在多种不同的恶性肿瘤中已经检测到 *HER2* 基因，其中研究最多的是乳腺癌。研究显示，HER2 在多种恶性肿瘤的发生中起作用，HER2 过表达可在 10%～34% 的浸润性乳腺癌及 7%～34% 的胃癌或胃食管交界癌中检测到。此外，在结肠癌、膀胱癌、卵巢癌、子宫内膜癌、肺癌等中也发现 HER2 过表达或扩增的现象。HER2 阳性与胃癌的发生、发展、预后有关，HER2 阳性胃癌患者的预后普遍更差。指南中 *HER2* 基因目前已经成为乳腺癌患者的常规性检测。

目前研究发现 *HER2* 基因主要与胃癌的预后有较大关系。*HER2* 基因阳性表达能够影响早期胃癌的预后，但与晚期胃癌无明显联系。所以 *HER2* 基因是否能独立预测胃癌预后情况还不清楚。科学家对这点存在争议，有部分人认为 HER2 阳性的胃癌患者预后可能较 HER2 阴性者差，HER2 的表达可以辅助预测胃癌患者的预后，但也有一部分科学家认为 HER2 的过表达与胃癌的预后之间没有明显关系。有回归性研究发现 HER2 过表达在胃癌 OS、肿瘤分化、淋巴结转移、静脉浸润、淋巴管浸润方面与胃癌存在一定关系，而在肿瘤大小、浸润深度及肿瘤分期方面多与血清肿瘤标志物有关。伴淋巴结转移、浸润深度高者，可见 HER2 高表达。肿瘤直径 > 5 cm 者，血清肿瘤标志物检测结果多呈阳性，且可见 HER2 高表达。不可否认的是 *HER2* 基因在细胞内信号转导，调节细胞分化、增生等过程中发挥重要作用。一般来说，*HER2* 基因过表达患者的预后较低表达者差。

目前对于晚期胃癌患者的治疗，临床上以化疗为主。随着
HER2 基因靶点的发现，以化疗联合靶向治疗为主的一种综合治
疗方案成了临床上更有效的晚期胃癌治疗方案。曲妥珠单抗是一
种人源化抗 HER2 的单克隆抗体，主要作用机制是通过选择性作
用于 HER2 胞外域，降低了 HER2 受体的活性，抑制细胞周期，
阻止细胞增生，诱导细胞凋亡，减少肿瘤新生血管形成。曲妥珠
单抗可抑制 HER2/磷脂酰肌醇 3-激酶/蛋白激酶 B 信号通路被激
活，并下调 HER2 表达。曲妥珠单抗已被美国国立综合恶性肿瘤
网络列入胃癌的一线推荐药物，2010 年欧盟已批准将曲妥珠单抗
作为 HER2 阳性胃癌晚期患者治疗的推荐药物。研究证明化疗药
物联合曲妥珠单抗对 HER2 阳性晚期胃癌患者的总体生存率有一
定的提高。

16. 小结

目前，胃镜下病理组织活检仍为胃癌诊断的"金标准"，但
因其为有创操作，导致胃癌患者和体检者的依从性均较差，使多
数早期胃癌患者错失了早诊断和早治疗的机会。所以在早期胃癌
的诊断中，生物标志物的检测作为无创、成本较低的检查方式，
地位越来越重要。有研究总结发现，血清 CA19-9、CEA、CA72-4
及 PGⅠ/PGⅡ联合检测辅助诊断胃癌的灵敏性、特异性均可达到
70% 以上，但仍存在一定的漏诊率和误诊率，并且在临床中也有
多种肿瘤标志物联合 D-二聚体或 HER2 基因及 Hp 抗体等的实验，

结果发现检测的准确性、敏感性等好于单独的一种肿瘤标志物的检测结果，能够互相弥补单独检测的弊端。

胃癌仍然是全世界恶性肿瘤死亡的一个重要原因，其死亡率很高，因为大多数胃癌是在晚期诊断的，而且预后很差，然而，最近发现的一些循环分子（miRNAs、lncRNAs、circRNA）在早期胃癌的检测中敏感性超过 70%，更进一步地完善了胃癌发生、发展的生物分子学和遗传学方面的机制，有希望成为早期诊断胃癌的新策略。不过除了抗 HER2 的单克隆抗体可用于胃癌的靶向治疗外，其他的生物学标志物并没有足够的证据可为临床提供治疗策略。为了提高敏感性和扩大早期生物标志物列表，优化实验室技术，如提取、定量和评价方法也是一个需要研究的课题。

参考文献

1. LIU X, QIU H, LIU J, et al. Combined preoperative concentrations of CEA, CA19-9, and 72-4 for predicting outcomes in patients with gastric cancer after curative resection. Oncotarget, 2016, 7（23）：35446 – 35453.

2. KOMATSU S, ICHIKAWA D, NISHIMURA Y, et al. Better outcomes by monitoring tumour dynamics using sensitive tumour markers in patients with recurrent gastric cancer. Anticancer Res, 2013, 33（4）：1621 – 1627.

3. TIAN S B, YU J C, KANG W M, et al. Combined detection of CEA, CA19-9, CA242 and CA50 in the diagnosis and prognosis of resectable gastric cancer. Asian Pac J Cancer Prev, 2014, 15（15）：6295 – 6300.

4. LIN J K, LIN C C, YANG S H, et al. Early postoperative CEA level is a better prognostic indicator than is preoperative CEA level in predicting prognosis of patients with curable colorectal cancer. Int J Colorectal Dis, 2011, 26（9）：1135 – 1141.

5. NAM D H, LEE Y K, PARK J C, et al. Prognostic value of early postoperative tumor marker response in gastric cancer. Ann Surg Oncol, 2013, 20 (12): 3905 – 3911.

6. YAMAGUCHI Y, NAGATA Y, HIRATSUKA R, et al. Gastric cancer screening by combined assay for serum anti-helicobacter pylori IgG antibody and serum pepsinogen levels-the ABC method. Digestion, 2016, 93 (1): 13 – 18.

7. Cancer Genome Atlas Research Network. Comprehensive molecular characterization of gastric adenocarcinoma. Nature, 2014, 513 (7517): 202 – 209.

8. KATONA B W, RUSTGI A K. Gastric cancer genomics: advances and future directions. Cell Mol Gastroenterol Hepatol, 2017, 3 (2): 211 – 217.

9. KOTZEV A I, DRAGANOV P V. Carbohydrate antigen 19-9, carcinoembryonic antigen, and carbohydrate antigen 72-4 in gastric cancer: is the old band still playing? Gastrointest Tumors, 2018, 5 (1 – 2): 1 – 13.

10. JIN Z, JIANG W, WANG L. Biomarkers for gastric cancer: progression in early diagnosis and prognosis (review). Oncol Lett, 2015, 9 (4): 1502 – 1508.

11. MATSUOKA T, YASHIRO M. Biomarkers of gastric cancer: current topics and future perspective. World J Gastroenterol, 2018, 24 (26): 2818 – 2832.

12. 陆向东, 赵韬, 张瑶, 等. 曲妥珠单抗联合化疗治疗人表皮生长因子受体 2 阳性的晚期胃或胃食管结合部腺癌的临床观察. 江苏医药, 2017, 43 (6): 444 – 445.

（胡杰轩　整理）

胃癌的诊断

由于胃癌的临床症状不典型、不明显，相较于其他胃肠疾病没有明显特异性，极易被忽视，大多数胃癌患者确诊时已经是中晚期。而中晚期胃癌患者的生存率明显低于早期胃癌。早发现、早治疗，对改善胃癌患者的预后有重大意义。及早评估确定高危人群，对于胃癌高危人群的防范很重要，早期预防好于后期治疗。符合下列第 1 条至第 6 条任一条者均应列为胃癌高危人群，建议对其进行筛查：①年龄 40 岁以上，男女不限；②胃癌高发地区人群（我国以西北地区和东南沿海地区较为集中）；③ Hp 感染者；④既往患有慢性萎缩性胃炎、胃溃疡、胃息肉、手术后残胃、肥厚性胃炎、恶性贫血等胃癌前疾病；⑤胃癌患者一级亲属；⑥存在胃癌其他高危因素（高盐、腌制饮食、吸烟、重度饮酒等）。筛查方法根据《中国早期胃癌筛查流程专家共识意见（草案）（2017 年，上海）》，主要分为两步法（血清学检查—内镜检查）和一步法（直接行内镜检查）。

17. 血清学筛查（非侵入性检查）

高效、低廉、依从性好、简便易行，适合大规模胃癌筛查。

（1）PG 检测：PG 法用于胃癌筛查，已被多部共识意见推荐，其具有较高的阴性预测价值，阴性者可不进行内镜检查。PG 为胃黏膜分泌的一种门冬氨酸蛋白酶前体，分为 PGⅠ和 PGⅡ，其水平变化在一定程度上反应胃黏膜组织状态，对萎缩性胃炎及胃癌诊断有提示意义。当胃黏膜发生萎缩时，血清 PGⅠ和（或）PGR 水平降低。有研究认为，将"PGⅠ≤70 μg/L 且 PGR≤3"（不同检测产品的参考值范围不同）界定为 PG 阳性。而《中国早期胃癌筛查流程专家共识意见（草案）（2017 年，上海）》，在我国近 15 000 例胃癌风险人群研究结果的基础上，首次提出了适合我国人群的血清学检测临界值：当 PGR 低于 3.89，G-17 高于 1.50 pmol/L 时，胃癌的发生风险显著增高。

（2）G-17 检测：G-17 是由胃窦 G 细胞合成和分泌，是反映胃窦内分泌功能的敏感指标之一，可以提示胃窦黏膜萎缩状况或是否存在异常增生；但其分泌水平受胃内 pH 和胃窦 G 细胞数量的影响。血清 G-17 升高，提示存在胃癌发生风险。

（3）Hp 感染检测：Hp 已于 1994 年被 WHO 的国际癌症研究机构（International Agency for Research on Cancer，IARC）列为人类胃癌第Ⅰ类致癌原。目前认为 Hp 感染与肠型胃癌（占胃癌绝大多数）发生具有密切的关系。胃癌的发生受 Hp 感染、遗传因素和环境因素的共同作用，而 Hp 感染在胃癌发生中的作用强于环境因素。因此在胃癌的筛查过程中，Hp 感染的检测成为必要的筛查方法之一。目前常用的 Hp 检测方法有血清 Hp 抗体检测（血清 Hp 抗体滴度≥30 U/mL 界定为 Hp 阳性）和尿素呼吸试验。

（4）血清肿瘤学标志物方面：常用的 CEA、CA19-9、CA72-4、CA12-5、CA24-2 等被认为在早期胃癌中的阳性率极低，因此不推荐作为筛查方法。但本共识首次提出我国自主发现的新型胃癌标志物——MG7，MG7 是一种中性糖脂类肿瘤相关抗原，其在正常胃黏膜中不表达或低表达，而在早期胃癌中的特异性高表达让其有可能成为早期胃癌诊断的预警分子。

18. 内镜筛查（侵入性检查）

（1）电子胃镜筛查：胃镜可以全面清晰地直接观察胃黏膜病变，还可以在内镜下获取病变组织做细胞学、免疫学等病理检查，是目前胃癌诊断的金标准。胃镜筛查胃癌的敏感性较高，具有较高的胃癌检出率和发现早癌的能力。尽管胃镜及其活检是目前诊断胃癌的金标准，但是胃镜检查高度依赖设备和内镜医师资源，且检查费用相对较高，具有一定痛苦，患者接受度较差，现尚未实现用内镜进行大规模胃癌筛查。因此，首先采用非侵入性诊断方法筛选出胃癌高风险人群，继而进行有目的的内镜下精查是更为可行的筛查策略。

（2）磁控胶囊胃镜（magnetically controlled capsule endoscopy,

MCE）筛查：MCE 是将胶囊内镜（capsule endoscopy，CE）技术和磁控技术成功结合的新一代主动式 CE，具有全程无痛苦、便捷、诊断准确度高的优点。MCE 对于胃癌风险人群是一种可供选择的筛查方式，有助于发现胃癌前病变或状态，可用于自然人群的胃癌大规模筛查。

（3）高清内镜精查：早期胃癌的内镜下检查，可根据各医院设备状况和医师经验，灵活运用色素内镜、电子染色内镜、放大内镜、共聚焦激光显微内镜等特殊内镜检查技术，以强化早期胃癌的内镜下表现，不但可提高早期胃癌的检出率，而且还能提供病变深度、范围、组织病理学等信息。

此胃癌筛查评分系统包括 5 个变量（Table 1），总分为 0 ~ 23 分，根据分值可将胃癌筛查目标人群分为以下 3 个等级（表 1）。①胃癌高危人群（17 ~ 23 分）：胃癌发生风险极高；强烈推荐胃镜检查，每 1 年胃镜检查：染色 + 放大 + 病理。②胃癌中危人群（12 ~ 16 分）：有一定胃癌发生风险；推荐胃镜检查，每 2 年胃镜检查：染色 + 放大 + 病理。③胃癌低危人群（0 ~ 11 分）：胃癌发生风险一般；可定期随访，每 3 年胃镜检查：染色 + 放大 + 病理。

表 1　胃癌筛查评分系统

变量名称	分类	分值
年龄	40 ~ 49	0
	50 ~ 59	5
	60 ~ 69	6
	>69	10

（续表）

变量名称	分类	分值
性别	女	0
	男	4
Hp 感染	无	0
	有	1
PGR（PG Ⅰ/PG Ⅱ）	≥3.89	0
	<3.89	3
G-17（pmol/L）	<1.5	0
	1.5~5.7	3
	>5.7	5

19. 常见检查方法在胃癌诊断中的应用

（1）X 线钡餐检查

X 线钡餐检查是胃癌监测的一种重要手段，包括单重对比造影（充盈相和加压相）和双重对比造影，单重对比造影诊断敏感性较低（75%）。气钡双重造影可以产生较清晰的胃黏膜影像，不仅可以充分显示肿块型和溃疡型胃癌，对于侵及黏膜下层生长的浸润型胃癌（如皮革胃，Bormann Ⅳ型）也有较高的诊断价值。此类肿瘤在生长过程中容易侵犯破坏胃壁肌层，并且夹杂纤维组织增生，使病变局部胃壁变厚而僵硬，胃蠕动受限，X 线钡餐检查常可据此做出胃癌诊断。有研究发现，99% 的病灶可以在双重对比造影时显示，有利于发现早期胃癌。数字胃肠 X 线检查显著增加图像分辨率，且其照射量明显较低，对人体损害较小，有利于胃癌的普查。

X 线摄片检查对患者配合度有一定要求，检查前患者需要空腹、禁食、禁水，必须充分地转动身体使钡剂均匀涂布在胃黏膜表面，患者还必须能够保留住胃内的气体，因此那些活动受限制或者食管下端括约肌功能欠佳的患者不能很好地完成这项检查。胃癌的检出率和诊断准确率一方面受检查设备、检查技术，以及检查医师经验的影响；另一方面，肿瘤本身的大小、位置和形态也是影响检出率的因素。此外，X 线钡餐检查只能大致显示病灶范围，并不能够明确地进行肿瘤分期。

早期胃癌的 X 线诊断如下。

数字胃肠 X 线检查与低张双重造影相结合，可以发现小的充盈缺损、小龛影、颗粒状增生，以及小的钡剂聚集等，检测出大多数早期胃癌病灶；少数不典型病灶（病变过小、黏膜改变不明显、蠕动完全正常者）与良性病变可能难以鉴别，需结合胃镜做出诊断。但 X 线对早期胃癌的检出率低，不提倡作为胃早癌筛查的工具。

按病理形态和 X 线表现，早期胃癌一般分为以下 4 种类型。

①隆起型（息肉性，Ⅰ型）肿瘤呈盘状隆起，高度超过 5 mm，基底宽，形态规则或稍不规则，多数境界清楚，少数境界欠清。充盈相显示局部胃轮廓中断，见扁平状充盈缺损，表面不规则。双重相能更清楚地显示肿瘤境界和表面情况，可见圆形或不规则形隆起，表面呈小结节状，常伴小龛影，为肿瘤糜烂或小

溃疡形成所致。病变局部胃小区破坏消失，胃蠕动可轻度受限。

②浅表型（胃炎型，Ⅱ型）：a. 隆起浅表型（ⅡA 型），隆起高度 <5 mm。以充盈相或双重相切线位显示较佳，必要时反复加压观察形态变化。双重相可显示局部胃小区破坏，黏膜呈颗粒状或结节状隆起。除了病变高度外，其余 X 线表现与隆起型表现相仿。b. 平坦浅表型（ⅡB 型），肿瘤局部无明显隆起或凹陷。双重相显示局部胃小区和胃小沟破坏与消失，胃黏膜失去正常形态，境界相对清楚。在各型早期胃癌中，此型检查技术要求最高，也最容易漏诊或误诊。低张、颗粒大小不同的钡剂混合应用，以及充足的气体是发现病灶的关键。c. 凹陷浅表型（ⅡC 型），肿瘤凹陷深度 <5 mm。双重造影显示病灶局部胃小区和胃小沟破坏与消失。黏膜中断，局部胃轮廓突起，呈浅表或盘状腔外龛影，龛影深度不超过 5 mm，直径远大于深度，表面不规则；龛影周围黏膜轻度增粗，指状压迹少见；局部胃蠕动轻度受限。

③凹陷型（Ⅲ型）：凹陷深度在 5 mm 以上，为早期胃癌最常见类型，较容易被发现。肿瘤表面高低不平，呈小结节状或颗粒样改变。边缘规则或不规则，部分呈锯齿状。双重相可见浅淡的钡斑，钡斑浓度较浅表凹陷型明显。切线位显示在胃轮廓上出现范围较大的浅表龛，多为腔内龛影，直径大于深度。龛影周围黏膜中断，呈杵状或呈融合状，与进展期恶性溃疡有些类似，但程度较轻。

④混合型具有上述两型以上的特征，以ⅡC 型 + Ⅲ型较多见。

直径 1 cm 以下的小胃癌可表现为隆起、凹陷或平坦型，X 线低张气钡双重造影表现与早期胃癌相仿。小胃癌的确诊需结合胃镜检查。

（2）进展期胃癌的 X 线诊断

进展期胃癌的 X 线表现多样，容易诊断，一般按照 Borrmann 分类方法分为以下 4 种类型。

1）肿块型（Borrmann Ⅰ型，息肉型或蕈伞型）：X 线显示息肉状或菜花状充盈缺损，表面可有小溃疡凹陷，境界多清楚，局部胃蠕动消失，邻近黏膜、胃壁正常。

2）溃疡型（Borrmann Ⅱ型）：X 线表现为龛影形态不规则，呈新月形；邻近黏膜纠集，龛影口部黏膜增粗，形成指压迹或裂隙征，溃疡底部多呈不规则的结节状，凹凸不平，即所谓"环堤征"。

通常在确定溃疡型进展期胃癌时，应与良性溃疡进行鉴别：

①龛影的大小、形态、位置及边缘情况。恶性溃疡多大于 2.5 cm，形态多不规则，龛影通常位于胃腔内，边缘多不整齐，呈结节状；良性溃疡多小于 2.5 cm，呈圆形、椭圆形，龛影通常位于胃腔外，边缘光滑整齐；溃疡癌变则介于两者之间。②溃疡周围黏膜情况。恶性溃疡黏膜皱襞增粗、僵硬、结节状浸润，皱襞常突然变尖、毛糙、中断。良性溃疡纹理规则整齐、柔软，龛影周围可见炎症水肿引起的低密度带，溃疡口部常见宽 1~2 mm 的透亮细影。③胃蠕动。恶性溃疡胃癌多僵硬，邻近胃壁蠕动变

浅或消失，胃壁僵硬。良性溃疡胃壁正常，反复发生可出现蠕动不佳。

3）浸润溃疡型（Borrmann Ⅲ型）：中心有较大溃疡，边缘隆起，境界不清，癌组织在黏膜下的浸润范围超过肉眼所见的肿瘤边界。本型充盈像为主要表现，与胃癌症发生位置相关，常变现为胃腔狭窄、胃角变形、边缘异常和小弯缩短。胃窦部者显示胃窦僵硬、胃腔狭窄；位于胃体小弯者则表现为大弯侧的切迹、B字形胃或砂钟胃等；位于贲门部的癌，除贲门狭窄变形外，还可表现为胃底穹隆部的缩窄。当癌肿累及胃角部时，可出现胃角的轻度变形、胃角开大，甚或胃角消失，常伴有胃壁边缘的不光滑或充盈缺损。小弯与大弯胃壁边缘的异常，可由癌肿直接侵袭或间接牵拉所致，主要表现为胃壁的僵直、边缘不光滑，以及充盈缺损。

4）弥漫浸润型（Borrmann Ⅳ型）：X线表现为胃腔狭窄，胃壁僵硬，可呈直线状、阶梯状或不规则状，胃蠕动表浅或消失，胃黏膜增粗或消失，病变广泛时胃呈典型的"革袋状"，虽无蠕动，但胃排空增快。

20. CT 检查

高质量的腹部 CT 扫描有助于显示胃壁的解剖分层，可以进一步确定胃癌病变范围、浸润深度、淋巴结转移、腹腔和盆腔种植，以及脏器转移，是目前胃癌术前分期的首选检查手段。CT 扫描的质量与 X 线相似，受检查设备、检查技术及检查医师经验的影响。增强 CT 扫描要求受检者在检查前空腹 6 小时，检查时应先服 300～800 mL 的水作为胃充盈剂，将胃适当扩张，没有良好的扩张通常难以判断胃壁增厚的意义。

随着影像技术的进步、多排螺旋 CT 薄层扫描和实时三维重建技术的开发，CT 对胃癌的检出率和术前分期的准确率显著提高。文献报道，CT 用于胃癌术前 T 分期的准确率较高，但判断胃癌淋巴结转移的准确率相对较低。CT 主要依靠淋巴结的大小作为判断肿瘤是否发生淋巴结转移的首要标准，通常以 8～10 mm 作为分界线。但较小的淋巴结也可能是由转移而来，较大的炎性淋巴结也容易被误判为淋巴结转移，导致 CT 检查淋巴转移的特异性较低。多排螺旋 CT 薄层增强扫描，配合适当的窗宽、窗位，可以显示更多较小淋巴结，判断淋巴结转移的敏感性和特异性。因此对胃癌的分期具有较大意义。

（1）胃壁的 CT 表现

病变胃壁主要表现为局限性或弥漫性不规则增厚，肿瘤表面不规则，常见结节状隆起或溃疡：隆起型胃癌可表现为广基的分叶状软组织肿块凸向胃腔；浸润型胃癌多表现为局限性或弥漫性胃壁增厚伴溃疡形成。

动态增强扫描胃癌的强化特点与肿瘤分型、细胞分化及 MVD 有关。多数病变动脉期病灶呈中度或显著强化，黏膜线中断，黏膜与黏膜下层境界消失。黏膜下层或肌层受累时，局部呈中度强化，密度低于相应部位的黏膜病灶，门静脉期病灶多呈持续强化，程度与动脉期相仿，少数肿瘤强化程度可较动脉期有所增强或减弱。

（2）浆膜面的表现

浆膜面的表现与是否被肿瘤累计有关。胃癌浸润浆膜层时，CT扫描显示浆膜面模糊，密度增加，邻近脂肪间隙出现条索影或软组织影，增强后软组织影可见异常强化。肿瘤浸润邻近脏器时，可见脂肪间隙消失，胃与受累脏器接触面形态和密度发生改变。在上述所有征象中，以密度改变和异常强化最为可靠，单纯以脂肪间隙消失判断邻近器官浸润并不可靠。脂肪间隙消失可以出现在炎症或者极度消瘦的患者中，相反部分肿瘤侵犯邻近脏器时脂肪间隙仍可在CT影像上保留，改变体位扫描或采用多平面重建等方法有助于鉴别诊断。

（3）淋巴转移、腹腔和盆腔种植及脏器转移表现

CT可显示腹部转移肿大淋巴结，如胃周淋巴结、胃左动脉、肝总动脉、腹腔动脉周围及肝十二指肠韧带淋巴结，特别是肠系膜根部和腹主动脉旁淋巴结。肠系膜根部或腹主动脉旁淋巴结转移肿大常意味着肿瘤不能根治切除。胃癌腹膜种植初期多表现为腹膜或网膜小结节，直径＜5 mm的种植灶CT扫描常难以检出，若有腹腔积液表现通常提示腹膜广泛种植转移。网膜种植后期大网膜常挛缩，表现为"网膜饼"——胃前下方大片块状软组织影，与前腹壁分界不清，常合并明显腹腔积液。肠系膜转移表现

为肠系膜根部放射状、条索状增粗影。胃癌血行转移多见于肝、肺、肾上腺、骨和肾，脑转移较少见，CT 是检测这些转移灶的最佳手段。胃癌肝转移的典型表现为"牛眼征"，动态 CT 增强最具诊断价值。

21. MRI 检查

MRI 与 CT 相类似，在检测胃癌原发病灶、淋巴结转移、远处转移，确定临床分期等方面价值较高。采用特殊检查序列，MRI 可显示胃壁黏膜层、黏膜下层、肌层、浆膜层及胃周脂肪间隙。MRI 增强扫描可显示早期胃癌胃黏膜异常强化，并可判断胃癌累及胃壁的深度和范围。与 CT 相似，MRI 也是通过测定淋巴结大小作为判断胃癌淋巴结转移的依据。与 CT 不同的是，MRI 特异性对比剂的使用在鉴别转移肿大淋巴结和炎性肿大淋巴结方面有一定价值，并且对不同大小的腹膜转移瘤，采用 MRI 进行诊断的敏感性高于 CT 检查，特别是在进行较小腹膜转移瘤、腹膜播散的诊断时。

对比剂诊断胃癌淋巴结转移的敏感性较高，较小的病灶或周围合并有炎症改变时诊断率较低。与 CT 扫描相似，MRI 检查也会低估 N 分期。因为检查费用及读片困难等方面的原因，目前 MRI 仅作为 CT 检查的补充，主要适合严重造影剂过敏及肾功能不全的胃癌患者。

22. PET 检查

PET 检查是通过探测人体内代谢功能的动态变化来诊断肿瘤性病变，通常采用氟脱氧葡萄糖（fluorinedeoxyglucose，FDG）作为示踪剂。初步研究显示，PET 检查可用于辅助胃癌的术前分期、随访复发、对治疗的反应及判断预后。但目前 PET 检查费用昂贵，普及率相对较低，主要用于术前排除胃癌远处转移和随访术后复发。

在正常胃壁中等程度摄取 FDG；60%～96% 的胃癌原发灶能够在 PET 上显示。与其他基于解剖的影像学诊断技术不同，PET 最大的优点是检查结果反映的是代谢功能的改变，有助于判断病变良恶性。PET 检测胃癌淋巴结转移的敏感性较低，而特异性较高。相比较而言，CT 比 PET 敏感，PET 比 CT 特异。并且 PET-CT 对残胃癌的检出率较高，因术后解剖结构改变，增加 CT 和核磁检查难度，但是瘢痕组织不摄取 FDG，而复发肿瘤高摄取，故 PET-CT 适合残胃癌检查。同时 PET 在诊断肝、肺等远处转移方面更敏感，但对骨转移、脑转移的诊断则不如 CT 敏感。

目前，PET 在胃癌诊断方面的应用尚存在以下问题：①对于感染或炎性病变易出现假阳性结果；②对印戒细胞癌和黏液腺癌的敏感性很低；③用于检测胃周淋巴结转移时常因原发病灶的放射性遮盖而使胃周淋巴结显示不清；④对印戒细胞癌淋巴结转移的检测不敏感。

23. 内镜检查

近年来，内镜技术发展较快，经历了硬式胃镜、纤维胃镜、电子胃镜 3 个阶段。目前，胃镜检查的优点在于不仅可以直接观察病变的部位和形态，而且可以取得活检组织，定性诊断准确率极高。目前胃镜观察胃腔内部已无盲区，胃镜检查结合病理已成为确诊胃癌的最重要手段。通常在病灶的边缘和中心区都应进行活检。

（1）早期胃癌的内镜下表现

癌组织浸润深度限于黏膜层或黏膜下层，不论淋巴结转移与否，也不论癌灶表面积大小。对于癌灶面积为 5.1 ~ 10 mm 者为小胃癌，而 < 5 mm 者为微小胃癌。原位癌系指癌灶仅限于腺管内，未突破腺管基底膜者。如内镜活检证实为胃癌无误，但手术切除病理连续切片未发现癌者称为"一点癌"。

1）隆起型（息肉性，Ⅰ型）：表现为局部黏膜隆起呈息肉状，可有蒂或广基，表面粗糙或伴糜烂。

2）浅表型（胃炎型，Ⅱ型）：界限不明，可略隆起或略凹陷，表面粗糙。可分为以下亚型。

①隆起浅表型（ⅡA 型）：表面不规则，凹凸不平，伴有出血、糜烂、附有白苔、色泽红或苍白。易与某些局灶性异型增生混淆。

②平坦浅表型（ⅡB 型）：病灶既无隆起亦无凹陷，仅见黏

膜色泽不一或欠光泽，粗糙不平，境界不明。有时与局灶性萎缩或溃疡性瘢痕鉴别困难。

③凹陷浅表型（ⅡC型）：最常见。黏膜凹陷、糜烂，底部细小颗粒，附白苔或发红，可有岛状黏膜残存，边缘不规则。

3）凹陷型（Ⅲ型）：病灶明显凹陷或有溃疡，底部可见坏死组织之白苔或污秽苔，间或伴有细小颗粒或小结节，有岛状黏膜残存，易出血。

4）混合型具有上述两型以上的特征，以ⅡC型＋Ⅲ型较多见，即以上两种形态共存于一个癌灶中。

早期胃癌胃镜诊断准确率差异较大，而色素内镜、荧光光谱内镜和超声内镜弥补了传统胃镜的不足，提高了早期胃癌的检出率。

放大内镜：放大内镜能使消化道黏膜图像放大80倍以上，主要用于观察黏膜腺管开口或小凹和绒毛的改变；与组织学对比，胃黏膜粗糙、不规整见于隆起型早期胃癌，凹陷型早期胃癌的小凹更细，黏膜微细结构破坏或消失，可出现异常毛细血管。与常规内镜检查相比，放大内镜对小胃癌的诊断率明显较高。

色素内镜：色素内镜用以诊断浅表型或胃炎样早期胃癌（Ⅱb型）颇有成效，而常规内镜检查对此常难以确诊。应用0.1%靛胭脂喷洒于疑似病变处，可清晰显示黏膜是否不规整，83%的胃炎样Ⅱb型早期胃癌可以做出诊断。

荧光光谱成像内镜：近年来，蓝光诱发荧光内镜在胃肠道早期恶性肿瘤和癌前病变的诊断中取得了较高的诊断率。蓝光、紫光或紫外线照射胃肠道黏膜，能激发组织产生较激发光波长更长的荧光，即自体荧光。正常组织的荧光波长与癌肿的荧光波长有所不同，在内镜图像中以假彩色显示自体荧光，可鉴别正常组织、癌肿或异型增生（如红色或暗红色提示癌肿，蓝色提示良性病灶）。荧光光谱成像内镜对早期胃癌的诊断具有重要价值。

超声内镜：超声内镜可分辨胃壁的 5 层结构及其与肿瘤的关系，从客观图像上判断胃癌的浸润深度，发现胃周淋巴结肿大和周围重要脏器受侵情况。超声内镜能清晰显示各层胃壁，有利于早期胃癌的诊断。

此外，还有其他特殊内镜检查有助于胃癌的诊断，如共聚焦内镜、反射与散射分光内镜、三维分光镜、红外分光镜和窄带内镜等，现仍处于临床应用的初步阶段或实验研究阶段。鉴于其有一定的技术要求和费用较昂贵，难以很快地在临床普及应用。

（2）进展期胃癌的内镜下表现

进展期胃癌癌组织已侵入胃壁肌层、浆膜层或浆膜外，不论癌灶大小或有无转移均称为进展期胃癌。胃癌的基本征象：主要表现为胃壁增厚（可为局限性或弥漫性）、腔内肿块［可为孤立隆起、溃疡（胃癌形成腔内溃疡）、环堤（外缘可锐利或不清楚）］和胃腔狭窄。内镜下分型多沿用 Borrmann 分类方法进行诊断，详见临床分期。

24. 组织病理检查

组织检查对于胃癌尤其是早期胃癌的诊断至关重要，其确诊率高达90%~95%。注意取材部位是凹陷病变边缘的内侧四周及凹陷的基底，隆起病变应在顶部与基底部取材。通过淋巴结活检、转移病灶穿刺活检等获取病变组织进行病理检查的方法均为胃癌诊断提供了可靠的手段。胃癌组化特征：针对胃癌常见病理类型，如管状腺癌、乳头状腺癌、黏液腺癌、低黏附性癌或者上述组织学类型的混合性腺癌，常出现肠上皮（表达 MUC2、CDX-2 和 CD10 等）或小凹上皮（表达 MUC1、MUC5AC 和 MUC6 等）表型特征。一些特殊类型的胃癌，如低分化神经内分泌癌、肝样腺癌/产生 α-AFP 的腺癌、胃癌伴淋巴样间质（多与 EBV 感染有关）、绒毛膜癌等，常需特殊免疫组化标记协助确诊。低分化神经内分泌癌：可选择 CKpan、Syn、CgA、CD56 等免疫组化指标鉴别；肝样腺癌/产生 α-AFP 的腺癌：需应用免疫标志物如 Hep Par-1、AFP、CK19 和 CDX-2 等进行鉴别；具有绒毛膜癌形态学特征的胃癌可标记 β-HCG 和 hPL 等进行确诊。

25. 实验室检查

实验室检查可表现为缺铁性贫血和粪便隐血阳性，甚至伴肝转移时可出现肝功能异常。新近循环 DNA 和组织芯片的结合，揭示了部分新的分子生物学标志物。目前临床常用的仍是胃癌血清肿瘤标志物，主要包括酶类标志物和蛋白类标志物两大类（如前所述）。肿瘤标志物在早期胃癌中的阳性率极低，但对于病情进展、复发监测和预后评估有一定帮助，几乎所有肿瘤标志物均与胃癌 TNM 分期及预后有关，胃癌治疗有效时血清肿瘤标志物水平下降，随访时血清水平升高常提示肿瘤复发或转移，但它们的灵敏度和特异性均有待于提高。单独检测某项指标不足以用来确定胃癌诊断，因此可通过联合检测来提高诊断率。

参考文献

1. KUMAR S, METZ D C, ELLENBERG S, et al. Risk factors and incidence of gastric cancer after detection of helicobacter pylori infection: a large cohort study. Gastroenterology, 2020, 158 (3): 527 – 536, e7.

2. 国家消化系统疾病临床医学研究中心，中华医学会消化内镜学分会，中华医学会健康管理学分会，等. 中国早期胃癌筛查流程专家共识意见（草案）(2017 年，上海). 中华健康管理学杂志, 2018, 12 (1): 8 – 14.

3. YU G, WANG G X, WANG H G, et al. The value of detecting pepsinogen and gastrin-17 levels in serum for pre-cancerous lesion screening in gastric cancer. Neoplasma, 2019, 66 (4): 637 – 640.

4. BANG C S, LEE J J, BAIK G H. Diagnostic performance of serum pepsinogen assay for the prediction of atrophic gastritis and gastric neoplasms: protocol for a systematic review and meta-analysis. Medicine (Baltimore), 2019, 98 (4): e14240.

5. KIM N. Chemoprevention of gastric cancer by Helicobacter pylori eradication and its underlying mechanism. J Gastroenterol Hepatol, 2019, 34 (8): 1287 – 1295.

6. BERESNIAK A, MALFERTHEINER P, FRANCESCHI F, et al. Helicobacter pylori "Test-and-Treat" strategy with urea breath test: a cost-effective strategy for the man-

agement of dyspepsia and the prevention of ulcer and gastric cancer in Spain-Results of the Hp-Breath initiative. Helicobacter, 2020, 25 (4): e12693.

7. JIANG J, SHEN S, DONG N, et al. Correlation between negative expression of pepsinogen C and a series of phenotypic markers of gastric cancer in different gastric diseases. Cancer Med, 2018, 7 (8): 4068 – 4076.

8. HATTA W, GOTODA T, KOIKE T, et al. History and future perspectives in Japanese guidelines for endoscopic resection of early gastric cancer. Dig Endosc, 2020, 32 (2): 180 – 190.

9. DIAS A R, AZEVEDO B C, ALBAN L B V, et al. Gastric neuroendocrine tumor: review and update. Arq Bras Cir Dig, 2017, 30 (2): 150 – 154.

10. Chen Y C, Fang W L, Wang R F, et al. Clinicopathological variation of lauren classification in gastric cancer. Pathol Oncol Res, 2016, 22 (1): 197 – 202.

11. WANG Y, LIU W, YU Y, et al. CT radiomics nomogram for the preoperative prediction of lymph node metastasis in gastric cancer. Eur Radiol, 2020, 30 (2): 976 – 986.

12. ZHENG D, LIU Y, LIU J, et al. Improving MR sequence of 18F-FDG PET/MR for diagnosing and staging gastric cancer: a comparison study to ^{18}F-FDG PET/CT. Cancer Imaging, 2020, 20 (1): 39.

13. AKAHOSHI K, OYA M, KOGA T, et al. Current clinical management of gastrointestinal stromal tumor. World J Gastroenterol, 2018, 24 (26): 2806 – 2817.

14. SATO T, YAMAZAKI K, AKAIKE J, et al. Clinical and endoscopic features of gastric varices secondary to splenic vein occlusion. Hepatol Res, 2008, 38 (11): 1076 – 1082.

（田如月　林海珊　整理）

胃癌的分型及分期大体形态分类

26. 早期胃癌

病变仅限于黏膜和黏膜下层者为早期胃癌，不论其范围大小、是否有淋巴结转移，其中黏膜层者为黏膜内癌，包括未突破固有膜的原位癌。由日本胃肠道内镜学会于 1962 年会议制定，目前已广泛应用于全球。包括隆起型（息肉型，Ⅰ型）、表浅型（胃炎型，Ⅱ型）和凹陷型（溃疡型，Ⅲ型），其中Ⅱ型又分为Ⅱa（隆起表浅型）、Ⅱb（平坦表浅型）及Ⅱc（凹陷表浅型）三种亚型。且经常存在上述各型的不同组合。在实际应用中，病理上常常以厚度 5 mm 来区分Ⅰ型与Ⅱa 型、Ⅱc 与Ⅲ型。凡从胃黏膜表面隆起达 5 mm 为Ⅰ型，不到 5 mm 为Ⅱa 型；表面凹陷达 5 mm 为Ⅲ型，不到 5 mm 为Ⅱc 型。癌组织的浸润深度直接影响早期胃癌的转移概率和预后，并决定了可供选择的治疗方式。一般早期胃癌的预后较好，生存率较高。

微小胃癌：早期胃癌的始发阶段，体积很小。日本学者于1978年正式命名直径0.5 cm以下的胃癌为微胃癌，5.1～10 mm者为小胃癌。微小胃癌的治疗预后极佳，10年生存率可达100%。

一点癌：偶尔胃黏膜活检病理诊断为胃癌，而手术切除标本经节段性连续切片组织病理学检查未能再发现癌组织，临床上推断为一点癌。一般认为，这是微小胃癌的特殊表现，其原因可能为经钳取活检后残留癌组织被胃液消化脱落，或者受技术因素影响，残留癌组织被漏检所致。

（1）进展期胃癌

癌组织突破黏膜下层浸润肌层或浆膜层者称为进展期胃癌，此时肿瘤不仅可发生直接浸润性扩散，且多伴有淋巴、腹膜和（或）血行转移，故也称中晚期胃癌。进展期胃癌大体分型，主要根据肿瘤在黏膜面的形态和胃壁内浸润方式确定。按照Borrmann分类，其可分为以下4个类型。

1）肿块型（Borrmann Ⅰ型，息肉型或蕈伞型）：病变隆起呈半球状或菜花状肿块突入胃腔，表面呈结节或分叶状，常有充血、水肿、糜烂或溃疡形成，有时覆以污秽苔及分泌物，病灶边界较清楚，组织较脆，触之易出血。

2）溃疡型（Borrmann Ⅱ型）：表现为局限性溃疡，边缘呈不规则隆起，形成矮堤状或火山口状，境界较清楚，病灶周围黏膜无明显的浸润感。溃疡底部高低不平，可覆以污秽苔，组织脆、易出血。

3）浸润溃疡型（Borrmann Ⅲ型）：溃疡病变与 Borrmann Ⅱ型相似，通常更大、更弥漫，边缘无明显环堤状隆起，周围黏膜僵硬，有浸润感，与正常组织分界欠清，胃腔变形更为明显。

4）弥漫浸润型（Borrmann Ⅳ型）：癌组织沿胃壁各层组织的间隙向四周扩散，使胃壁弥漫性变厚，胃腔变形、变窄，充气后也不扩张，蠕动减弱或消失。黏膜水肿皱襞粗大，表面高低不平或呈结节状改变，可见多发浅表糜烂或溃疡；有时病变处黏膜表面貌似正常。病变可局限于胃壁的一部分或广泛累及全胃。

（2）组织学分型

1）WHO 分型：胃癌组织学分类较多，而其中 WHO 分类方法较为广泛采用。WHO 将来源于胃的上皮性肿瘤分为癌和类癌两种，前者通常分为乳头状腺癌、管状腺癌、黏液腺癌、印戒细胞癌、腺鳞癌、鳞癌、小细胞癌、未分化癌等。

2）乳头状腺癌：由圆柱状或立方状癌细胞围成的指状突起所构成的腺癌，突起的中央具有纤维血管轴心。部分肿瘤可见少许管状结构，但仍以乳头状结构为主（乳头状管状腺癌）。少数情况下可有微乳头结构存在。细胞异型性及核分裂指数不等。肿瘤边缘与周围组织界限明显，在肿瘤组织中可有急性或慢性炎细胞浸润。

3）管状腺癌：主要由明显扩张或裂隙样及分支的腺管所组成的腺癌，也可存在腺泡结构，在横切面上大小不一，也可囊性扩张。癌细胞呈柱状、立方形或扁平形，结缔组织成分差异很大。细胞异型程度高低不等。一种分化差的类型称为硬癌，有明显淋巴样基质者称为髓样癌。

4）黏液腺癌：50% 以上的肿瘤组织有细胞外黏液池形成。常分为两型：一型可见由柱状黏液分泌上皮围成的腺体结构，黏液可溢入间质中；另一型是散在上皮细胞呈链状或成群漂浮于黏液中。在部分病例中可见少量印戒细胞。

5）印戒细胞癌：50% 以上的肿瘤由细胞质内含黏液的单独或成簇的恶性细胞构成。癌细胞不形成腺管，黏液积聚在细胞内。癌细胞有 5 种形态：①癌细胞胞质内充满酸性黏液，核偏位紧贴细胞膜，形成典型的印戒形外观；②癌细胞类似组织细胞，核居中，很少或无分裂象；③嗜酸性小细胞，胞质中有明显但微小的含中性黏液的颗粒；④小细胞很少或不含黏液；⑤很少或不含黏液的间变细胞。这 5 种细胞可单独或同时出现在一个肿瘤中。此癌倾向弥漫浸润，常伴有明显纤维化（硬化），累及全胃形成所谓的"皮革胃"。

6）腺鳞癌：在一个肿瘤内有腺癌和鳞癌两种成分移行，不论以哪一种类型为主。不同于胃腺癌中出现小灶性鳞化（腺棘癌）和腺癌与鳞癌成分分界明显的碰撞癌。

7）鳞癌：为一种类似鳞状上皮组成的恶性上皮性肿瘤，癌巢内可有细胞间桥和角化珠，大多数胃鳞癌中都能找到小灶性腺癌。

8）未分化癌：癌细胞无明确分化特征，不形成腺样结构的恶性上皮性肿瘤。

9）小细胞癌：属于神经内分泌癌，许多癌细胞胞质中含有Grimelius染色阳性的嗜银颗粒，这些颗粒在免疫组织化学检测5-羟色胺、肽YY、生长抑素和胃泌素中呈阳性表达。此型肿瘤间质血管丰富，易发生血行转移。

27. Lauren 分型

根据组织结构、生物学行为及流行病等特征，胃癌可大致分为肠型及弥漫型。

肠型：约占53%，被认为来源于化生的上皮。肿瘤分化程度差别较大，分化较好的肿瘤细胞多呈柱状，且分泌黏液，常形成明显的腺体结构，类似于肠癌结构，产生的黏液类似于肠型黏液。分化较差的肿瘤则主要呈实性生长。偶尔在肿瘤的间质中可见大量中性粒细胞和组织细胞浸润。

弥漫型：约占33%，印戒细胞癌即属于其中的一种。肿瘤细胞弥漫性浸润胃壁，缺乏细胞连接，很少或无腺体形成。细胞通常小而圆，呈单细胞或聚成不完整的花边状腺样或网状结构。核分裂象比肠型少。在间质中可有少许黏液，结缔组织反应更明显，而炎症反应不如肠型。

上述两种类型在肿瘤中所占比例相等时称为混合型，肿瘤分化太差而不能归入任何一型者则称为未定型。Lauren分型对临床流行病学研究和预后具有重要价值。肠型胃癌的发生与 Hp 感染有关，多见于老年男性，分化较好，恶性程度较低，预后较好；弥漫型胃癌的发生通常与遗传性因素有关，受环境因素调节，多见于青壮年，分化较差，恶性程度较高，预后较差。

（1）TCGA 分型

TCGA 分型为 TCGA 计划的一部分，将胃腺癌分成了 4 种亚型（图 8）：EB 病毒感染型（Epstein-Barr virus positive）、微卫星不稳定型、基因稳定型（genomically stable，GS）和染色体不稳定型（chromosomal instability，CIN）。

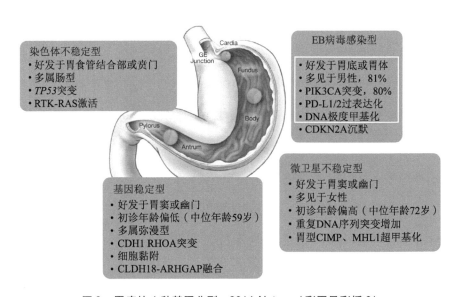

图 8　胃癌的 4 种基因分型：2014 Nature（彩图见彩插 6）

图片来源：Cancer Genome Atlas Research Network. Comprehensive molecular characterization of gastric adenocarcinoma. Nature，2014，513（7517）：202－209.

EBV 型：约占 9%，好发于胃底和胃体，多见于男性。EBV

型具有较高的 CpG 岛甲基化表型和 PI3K 通路的变化，常有磷脂酰肌醇 3-激酶催化亚单位 α（PIK3CA）位点突变、程序性死亡配体 1/2（PD-L1/2）位点过表达和细胞周期蛋白依赖性激酶抑制剂 2A（CDKN2A）位点沉默，并有较为活跃的免疫细胞信号通路。PIK3CA 高频突变提示 PI3K 抑制剂可能对 EBV 型有独特的疗效。免疫抑制蛋白 PD-L1/2 的过表达提示增强抗肿瘤免疫反应为靶点的 PD-L1/2 拮抗剂也可能成为此型胃癌患者的治疗新选择。

MSI 型：约占 22%，好发于胃窦或幽门，多见于女性（56%），初诊年龄偏高（中位年龄 72 岁）。该型有 DNA 超甲基化和高突变率。DNA 超甲基化包括 MSI 相关胃型-CIMP 及特征性 MLH1 启动子的超甲基化，后者可导致 DNA 错配修复蛋白 MLH1 沉默表达。由于 DNA 修复机制异常而导致 DNA 高突变率，包括多种能激活致癌信号蛋白的基因突变，如 *PIK3CA*、*ERBB3*、*ERBB2*、*EGFR* 突变。

GS 型：约占 20%，初诊年龄偏低（中位年龄 59 岁），多属 Lauren 分型中的弥漫型（73%）。GS 型多有 CDH1 突变（37%）、RHOA 突变或 RHO 家族 GTP 酶活化蛋白基因融合现象（CLDN18-ARHGAP 融合）。

CIN 型：约占 50%，多发生于胃食管交界处和贲门（65%），多属 Lauren 分型中的肠型。CIN 型多为染色体异倍体。特点为 *Tp53* 基因突变多见，显著异倍体性，*EGFR* 基因扩增致 EGFR

（PY1068）磷酸化水平升高，受体酪氨酸激酶（receptor tyrosine kinase，RTK）基因局部扩增。几乎所有 RTKs 都有基因扩增，其中许多已能被现有的或研发中的药物所阻断。伴有 EGFR 磷酸化水平升高的此型胃癌，VEGFR2 抗体可显示出抗肿瘤作用。

（2）ACRG 分型

2015 年 5 月由 ACRG 发表的分子分型研究，对 300 例韩国的胃癌病例进行全基因组测序、基因表达和拷贝数分析等综合性分子分析，提出了 4 个亚型：MSI、微卫星稳定/上皮间质转化型（MSS/EMT）、微卫星稳定/p53 活性型（MSS/p53$^+$）、微卫星稳定/p53 无活性型（MSS/p53$^-$）。4 种亚型的转移、复发与预后均有很大差异（图 9）。

亚型	特征	检测
MSS/EMT	弥漫型，印戒细胞癌，CDH1 表达缺失，预后最差，早期发病，复发率高（63%）	检测 VIM、ZEB1、CDH1 的表达
MSI	高突变，预后最好，复发率低（22%），MLH1 缺失，DNA 甲基化，肠型	IHC MHL1-low；PCR 检测 BAT-25、BAT-26、NR-21、NR-24 and NR-27 五个位点，超过 3 个即为 MSI high
MSS/TP53+	预后较好，EBV+较多	检测 MDM2 和 CDKN1A 的表达
MSS/TP53-	预后较差，*p53* 突变	

图 9 2015 年 ACRG 分子亚型粗略分类方法

图片来源：CRISTESCU R，LEE J，NEBOZHYN M，et al. Molecular analysis of gastric cancer identifies subtypes associated with distinct clinical outcomes. Nat Med，2015，21（5）：449 – 456.

MSI 型：75% 以上发生在胃窦，超过 60% 为 Lauren 肠型，50% 以上处于较早的分期（Ⅰ或Ⅱ期）。与存在高突变有关，如 Kras（23.3%）、ALK（42%）、ARID1A（44.2%）及 PI3K-PTEN-mTOR 通路（42%）。

MSS/EMT 型：发病年龄较其他亚型显著偏低，超过 80% 为 Lauren 弥漫型，细胞黏附基因 CDH1 表达缺失，且分期较晚。

MSS/Tp53$^+$型：EBV 阳性率较其他亚型高。

MSS/Tp53$^-$型：该研究进行了分型与预后的相关性分析。

对这 4 种亚型进行了生存分析，观察总生存数的大量差异，发现 MSI 亚型预后最好，其次是 MSS/TP53$^+$ 和 MSS/Tp53$^-$，MSS/EMT 表现出了最差的预后。

ACRG 分型相较于 TCGA 分型得到更好的临床转归关联结果，样本来源于亚洲人群，对中国胃癌患者的管理更有临床意义。

28. 免疫相关分型

通过对胃癌肿瘤免疫微环境的检测［PDL1 表达和 CD8$^+$肿瘤淋巴细胞（tumor infiltrating lymphocytes，TIL）的浸润程度］将胃癌分为 4 型：Ⅰ型（PD-L1$^+$/TIL$^+$）、Ⅱ型（PD-L1$^-$/TIL$^-$）、Ⅲ型（PD-L1$^+$/TIL$^-$）和Ⅳ型（PD-L1$^-$/TIL$^+$）。

Ⅰ型（PD-L1$^+$/TIL$^+$）：约 40% 的胃癌患者为Ⅰ型，包括约 70% 的 MSI-H/EBV + 胃癌患者和约 15% 的 EBV‒/MSS 胃癌患者，表现出最佳的预后；该型可能对免疫抑制药的反应最为显著。

Ⅱ型（PD-L1⁻/TIL⁻）：约 30% 的胃癌患者为Ⅱ型，在 4 种类型中预后最差。

Ⅲ型（PD-L1⁺/TIL⁻）：约 10% 的胃癌患者为Ⅲ型。

Ⅳ型（PD-L1⁻/TIL⁺）：约 10% 的胃癌患者为Ⅳ型，并且约 25% 的 EBV＋/MSI-H 胃癌患者属于该亚型。

总体而言，目前胃癌的分型趋势是组织学分型向基因分型转化，组织学分型缺乏对疗效的预测，而基因亚型可能更好的指导治疗（图 10）。

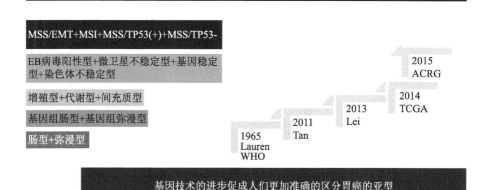

图 10　胃癌组织分型—基因分型变化过程

29. 扩散与转移

（1）直接浸润蔓延：胃窦癌主要是通过浆膜下浸润的癌细胞越过幽门环或黏膜下的癌细胞通过淋巴管蔓延侵及十二指肠。贲门癌等近端癌则可直接扩展侵犯食管下端。胃癌也可直接蔓延至网膜、横结肠、肝和胰腺等。

（2）淋巴结转移：70% 左右的胃癌转移（尤其是弥漫型胃癌更多）由淋巴结途径进行。癌细胞经过胃黏膜和黏膜下淋巴丛，转移至胃周淋巴结、主动脉旁淋巴结及腹腔动脉旁淋巴结。癌细胞也通过胸导管转移至左锁骨上淋巴结。当然，也有所谓的"跳跃式"转移。胃癌淋巴结清除术包括 3 种：D1——仅清扫胃周的第一站淋巴结；D2——清扫胃癌的第一、第二站淋巴结（在胃周淋巴结基础上 +7、8、9 组淋巴结）；D3——清扫胃癌的第一、第二、第三站淋巴结（在 D2 基础上 +16 组淋巴结）。

（3）血行转移：最容易受累的是肝和肺，其他常见的转移部位包括肺、骨、肾、肾上腺、脑等。

（4）种植转移：当胃癌穿透浆膜后，癌细胞可自浆膜脱落并种植于腹膜、大小网膜或其他脏器表面，形成转移性结节。由于重力作用，癌细胞易下沉到盆腔内，于直肠膀胱（子宫）陷凹内形成种植结节。分化较差的黏液腺癌、印戒细胞癌，以及未分化癌较易发生种植转移。腹腔种植也是胃癌术后复发的最常见类型，多表现为腹腔积液、癌性腹膜炎和不全性肠梗阻。

（5）卵巢转移：卵巢转移性癌多来自胃癌，临床上多见两侧卵巢同时受累。卵巢转移的途径尚不完全清楚，可能为腹膜种植或经淋巴逆流或血行转移而来。

30. 临床病理分期

准确的分期是制定胃癌合理治疗方案的基础，以及判断预后的可靠指标，也是比较不同治疗方法疗效和开展协作研究的基础。目前胃癌分期在世界范围内被广泛采用，新版 TNM 分期中的 N 分期以淋巴结转移的数目替代了转移范围，使之更为科学、实用和更具可操作性。

（1）2020 年 NCCN 指南分期

1）T——原发肿瘤

①TX 原发灶无法评价。②T0 未发现肿瘤。③Tis 原位癌：肿瘤位于上皮内，未侵犯黏膜固有层，高度不典型增生。④T1：T1a 肿瘤侵犯黏膜固有层或黏膜肌层；T1b 肿瘤侵犯黏膜下层。⑤T2 肿瘤侵犯黏膜固有肌层。⑥T3 肿瘤穿透浆膜下层结缔组织，未侵犯脏腹膜或邻近结构。⑦T4：T4a 肿瘤侵犯浆膜（脏腹膜）；T4b 肿瘤侵犯邻近组织结构。

2）N——区域淋巴结

①NX 区域淋巴结无法评价。②N0 区域淋巴结无转移。③N1：1～2 个淋巴结转移。④N2：3～6 个淋巴结转移。⑤N3：7 个及 7 个以上淋巴结转移。N3a：7～15 个区域淋巴结转移；N3b：16 个及以上区域淋巴结转移。

3）M——远处转移

①MX 无法评价。②M0 无远处转移。③M1 有远处转移。

（2）胃癌临床分期（cTNM）（表2）

表2　临床分期

	cT	cN	M
Stage 0	Tis	N0	M0
Stage Ⅰ	T1	N0	M0
	T2	N0	M0
Stage ⅡA	T1	N1，N2，N3	M0
	T2	N1，N2，N3	M0
Stage ⅡB	T3	N0	M0
	T4a	N0	M0
Stage Ⅲ	T3	N1，N2，N3	M0
	T4a	N1，N2，N3	M0
Stage ⅣA	T4b	任何 N	M0
Stage ⅣB	任何 T	任何 N	M1

（3）病理分期（pTNM）（表3）

表3　病理分期

	pT	pN	M
Stage 0	Tis	N0	M0
Stage Ⅳ	T1	N0	M0
Stage ⅠB	T1	N1	M0
	T2	N0	M0
Stage ⅡA	T1	N2	M0
	T2	N1	M0
	T3	N0	M0
Stage ⅡB	T1	N3a	M0
	T2	N2	M0
	T3	N1	M0
	T4a	N0	M0

（续表）

	pT	pN	M
Stage ⅢA	T2	N3a	M0
	T3	N2	M0
	T4a	N1 或 N2	M0
	T4b	N0	M0
Stage ⅢB	T1	N3b	M0
	T2	N3b	M0
	T3	N3a	M0
	T4a	N3a	M0
	T4b	N1 或 N2	M0
Stage ⅢC	T3	N3b	M0
	T4a	N3b	M0
	T4b	N3a 或 N3b	M0
Stage Ⅳ	任何 T	任何 N	M1

（4）新辅助治疗后分期（ypTNM）（表4）

表4 新辅助治疗后分期

	ypT	ypN	M
Stage Ⅰ	T1	N0	M0
	T2	N0	M0
	T1	N1	M0
Stage Ⅱ	T3	N0	M0
	T2	N1	M0
	T1	N2	M0
	T4a	N0	M0
	T3	N1	M0
	T2	N2	M0
	T1	N3	M0

（续表）

	ypT	ypN	M
Stage Ⅲ	T4a	N1	M0
	T3	N2	M0
	T2	N3	M0
	T4b	N0	M0
	T4b	N1	M0
	T4a	N2	M0
	T3	N3	M0
	T4b	N2	M0
	T4b	N3	M0
	T4a	N3	M0
Stage Ⅳ	任何 T	任何 N	M1

参考文献

1. SMYTH E C, NILSSON M, GRABSCH H I, et al. Gastric cancer. Lancet, 2020, 396（10251）：635 – 648.

2. DIGKLIA A, WAGNER A D. Advanced gastric cancer： current treatment landscape and future perspectives. World J Gastroenterol, 2016, 22（8）：2403 – 2414.

3. RÖCKEN C. Molecular classification of gastric cancer. Expert Rev Mol Diagn, 2017, 17（3）：293 – 301.

4. CHEN Y C, FANG W L, WANG R F, et al. Clinicopathological variation of lauren classification in gastric cancer. Pathol Oncol Res, 2016, 22（1）：197 – 202.

5. CHIA N Y, TAN P. Molecular classification of gastric cancer. Ann Oncol, 2016, 27（5）：763 – 769.

6. Cancer Genome Atlas Research Network. Comprehensive molecular characterization of gastric adenocarcinoma. Nature, 2014, 513（7517）：202 – 209.

7. SERRA O, GALáN M, GINESTA M M, et al. Comparison and applicability of mo-

中国医学临床百家

lecular classifications for gastric cancer. Cancer Treat Rev, 2019, 77: 29 – 34.

8. CRISTESCU R, LEE J, NEBOZHYN M, et al. Molecular analysis of gastric cancer identifies subtypes associated with distinct clinical outcomes. Nat Med, 2015, 21 (5): 449 – 456.

9. FIGUEIREDO C, CAMARGO M C, LEITE M, et al. Pathogenesis of gastric cancer: genetics and molecular classification. Curr Top Microbiol Immunol, 2017, 400: 277 – 304.

10. DONG D, TANG L, LI Z Y, et al. Development and validation of an individualized nomogram to identify occult peritoneal metastasis in patients with advanced gastric cancer. Ann Oncol, 2019, 30 (3): 431 – 438.

11. TANIGUCHI K, OTA M, YAMADA T, et al. Staging of gastric cancer with the clinical stage prediction score. World J Surg Oncol, 2019, 17 (1): 47.

（田如月　林海珊　整理）

胃癌的围手术期治疗

近年来随着循证医学证据的增加，胃癌的外科治疗进入到精细化管理阶段。经过 10 余年的努力，中国胃癌治疗水平逐渐与国际接轨，局部进展期胃癌的标准根治手术得到进一步普及，围手术期综合治疗的理念深入人心。胃癌围手术期治疗（新辅助化/放化疗＋手术＋辅助放化疗/化疗）在西方国家已进行了许多研究，证实与单纯手术相比，这种治疗方式可以达到使肿瘤降期、提高 R0 切除率和改善整体生存，且不会增加术后并发症及病死率。此外，也有多项来自亚洲各国基于 D2 手术的研究显示术前化疗能显著提高肿瘤缓解率及 R0 切除率，安全性良好，见图 11 ~ 图 13。

外科胃癌根治术式

根据手术清除淋巴结的范围不同，胃癌根治术分为 D0、D1、D2、D3、D4。

- D0：第一站淋巴结未全部清扫的治愈性胃切除术，称为根治性零级切除术，简称D0术或根0术。
- D1：第一站淋巴结全部清除称为D1胃癌根治切除术，简称D1术或根1术。
- **D2：第二站淋巴结全部清除称为D2胃癌根治切除术，简称D2术或根2术。**
- D3：第三站淋巴结全部清除称为D3胃癌根治切除术，简称D3术或根3术。
- D4：腹主动脉旁淋巴结也一并被清除者称之为D4胃癌根治切除术，简称D4术或根4术。
- 在D4术基础上，同时予以结扎、切断腹腔动脉干，并切除胃、胰尾及脾脏者称为Appleby手术。

图 11　外科胃癌根治术式

D2相比D1手术能提高长期生存率，显著降低胃癌相关死亡率

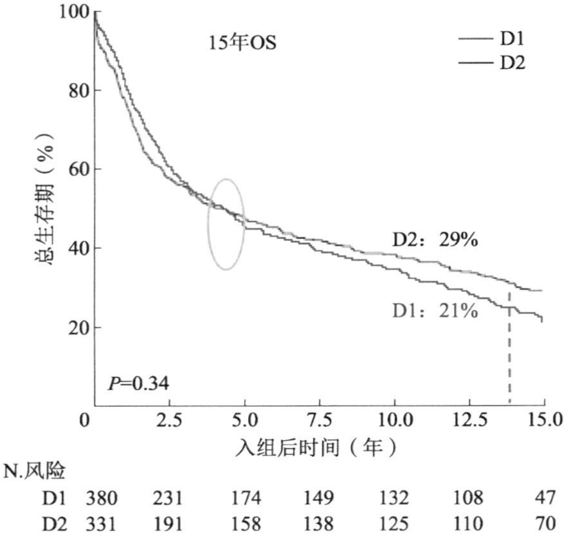

15年OS
D1
D2
总生存期（%）
100
80
60
40
20
P=0.34
D2：29%
D1：21%
0
2.5
5.0
7.5
10.0
12.5
15.0
入组后时间（年）
N.风险
D1 380 231 174 149 132 108 47
D2 331 191 158 138 125 110 70

	D1组（*n*=380）	D1组（*n*=331）	*P*值
存活	82（22%）	92（28%）	0.34*
胃癌死亡	182（48%）	123（37%）	0.01
其他原因死亡	116（31%）	116（35%）	0.12
其他疾病	94（25%）	77（23%）	…
毒性治疗	15（4%）	32（10%）	…
未知	7（2%）	7（2%）	…

表格中数值代表患者数（%）或*P*值。D1-标准化有限淋巴结切除。D2--标准化有限淋巴结切除。*Log-rank *p* 值。Gray's test *p* value

图 12　Dutch 试验的 15 年随访结果

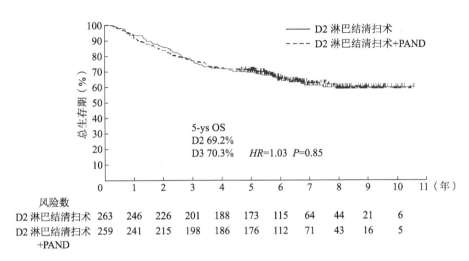

图 13　D2 还是 D3？JOCG9501：OS

31. 围手术期化疗/放疗

联合模式治疗已被证明能显著提高胃癌局部病变患者的生存率。围手术期化疗是治疗局限性可切除疾病的首选方法。对于患者手术淋巴结清扫范围低于 D2 的患者，术后放化疗是首选的。对于接受 D2 手术的患者，治疗方案也包括术前放化疗或术后化疗。单纯放化疗应推荐给手术不可切除的患者或拒绝手术的患者。

（1）围手术期化疗

胃癌围手术期化疗的生存获益首次在Ⅲ期 MAGIC 试验中得到证实。本研究将围手术期化疗——表柔比星、顺铂、氟尿嘧啶与单独手术治疗进行比较，发现围手术期化疗可提高非转移性Ⅱ期及更晚分期的胃癌或 EGJ 腺癌患者的 PFS 和 OS。在随机对照Ⅱ/

Ⅲ期 FLOT4 试验中，结果显示应用 FLOT（氟尿嘧啶、亮氨酸、奥沙利铂和多西紫杉醇）方案获得 pCR 的患者比例显著高于 ECF 方案（16% *vs.* 6%；$P = 0.02$），中位 OS 较 ECF 组增加（50 个月 *vs.* 35 个月），且 FLOT 方案造成的 3~4 级不良事件的比例明显降低。但是考虑到 FLOT 方案毒性较大，一般体力状态好的患者才推荐使用。对于大多数表现良好或中等状态的患者，首选的围手术期方案是 FOLFOX（氟尿嘧啶和奥沙利铂）。

在 FNCLCC ACCORD 07 临床试验中，Ychou 等报道氟尿嘧啶联合顺铂围手术期化疗可显著提高可切除肿瘤患者的治愈率、无病生存率（disease-free survival，DFS）和 OS。虽然该试验因低累积而提前终止，但专家小组认为对于局部晚期可切除胃癌患者，围手术期氟尿嘧啶和顺铂是一种可行的治疗方案。

Ⅲ期随机 CRITICS 试验比较了围手术期化疗与术前化疗序贯术后放化疗治疗 788 例可切除的胃腺癌，发现与术后化疗相比，术后放化疗并没有改善 OS。因此，在足够的术前化疗和手术之后，术后化疗中加入放疗并不会带来生存获益。考虑到患者术后的依从性较差，因此优化术前治疗策略是必不可少的。一项正在开展的Ⅱ期临床试验（CRITICS Ⅱ），比较了术前 3 种方案（化疗、同步放化疗、序贯放化疗），目前正在积极招募可切除胃癌患者（图 14~图 18）。

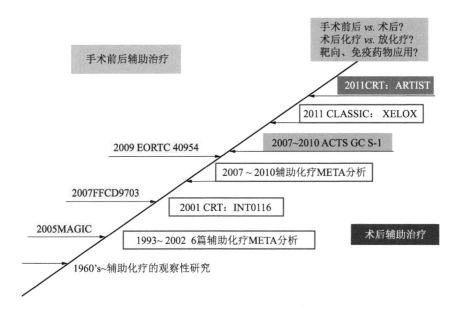

手术前后 *vs.* 术后?
术后化疗 *vs.* 放化疗?
靶向、免疫药物应用?

手术前后辅助治疗

2011CRT：ARTIST

2011 CLASSIC：XELOX

2009 EORTC 40954

2007~2010 ACTS GC S-1

2007~2010辅助化疗META分析

2007FFCD9703

2001 CRT：INT0116

2005MAGIC

1993~2002 6篇辅助化疗META分析

术后辅助治疗

1960's~辅助化疗的观察性研究

图 14 GC 围手术期化疗——50 年发展历程

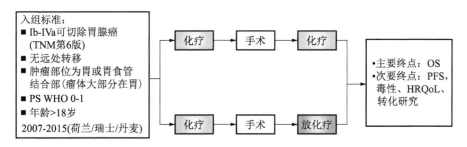

入组标准：
- Ib-IVa可切除胃腺癌 (TNM第6版)
- 无远处转移
- 肿瘤部位为胃或胃食管结合部 (瘤体大部分在胃)
- PS WHO 0-1
- 年龄>18岁
2007-2015(荷兰/瑞士/丹麦)

化疗 → 手术 → 化疗

化疗 → 手术 → 放化疗

- 主要终点：OS
- 次要终点：PFS、毒性、HRQoL、转化研究

☐ 化疗(术前及术后)：3×ECC或EOC q3w

☐ 手术：全胃/部分胃切除术+全体N1及N2淋巴结

☐ 放化疗(术后)：45Gy分割25次联合同步化疗

图 15 CRITICS 临床试验研究设计

图片来源：CATS A, JANSEN E P M, VAN GRIEKEN N C T, et al. Chemotherapy versus chemoradiotherapy after surgery and preoperative chemotherapy for resectable gastric cancer (CRITICS)：an international, open-label, randomised phase 3 trial. Lancet Oncol, 2018, 19 (5)：616－628.

中
国
医
学
临
床
百
家

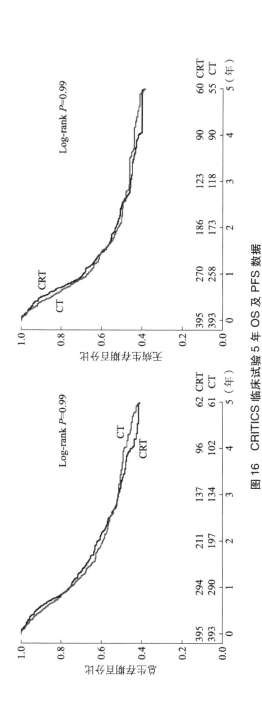

图 16 CRITICS 临床试验 5 年 OS 及 PFS 数据

图片来源：CATS A, JANSEN E P M, VAN GRIEKEN N C T, et al. Chemotherapy versus chemoradiotherapy after surgery and preoperative chemotherapy for resectable gastric cancer (CRITICS)：an international, open-label, randomised phase 3 trial. Lancet Oncol, 2018, 19 (5)：616 – 628.

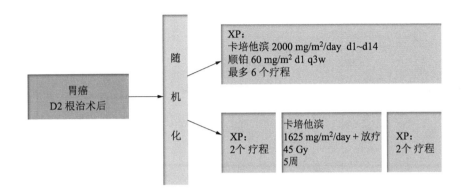

图 17　ARTIST Ⅲ期临床试验研究设计

图片来源：LEE J, LIM D H, KIM S, et al. Phase Ⅲ trial comparing capecitabine plus cisplatin versus capecitabine plus cisplatin with concurrent capecitabine radiotherapy in completely resected gastric cancer with D2 lymph node dissection: the ARTIST trial. J Clin Oncol, 2012, 30（3）: 268 – 273.

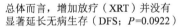

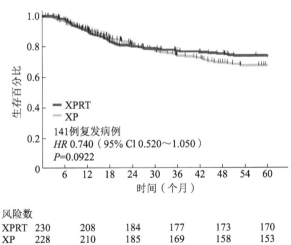

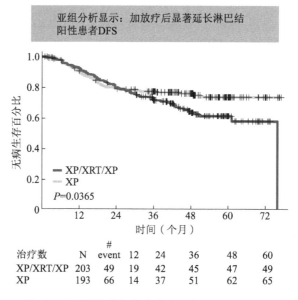

图 18　ARTIST Ⅲ期临床试验研究 DFS 数据结果

图片来源：LEE J, LIM D H, KIM S, et al. Phase Ⅲ trial comparing capecitabine plus cisplatin versus capecitabine plus cisplatin with concurrent capecitabine radiotherapy in completely resected gastric cancer with D2 lymph node dissection：the ARTIST trial. J Clin Oncol, 2012, 30（3）：268－273.

（2）术前放化疗治疗

因为缺乏Ⅲ期随机对照试验证明胃癌患者的生存获益，因此术前放化疗在治疗可切除胃癌中的价值仍不确定。胃癌术前放化疗的经验主要来源于Ⅱ/Ⅲ期食道癌和（或）胃食管连接处（esophagogastric junction，EGJ）患者的临床试验结果（图 19）。

一项包含 38 例Ⅱ～Ⅳ期食管癌患者的临床试验表明，术前 FOLFOX 联合放疗是安全的，且耐受性良好，38% 的患者实现了 pCR。CALGB 9781 年前瞻性试验结果显示氟尿嘧啶和顺铂术前放化疗较单纯手术相比可获得生存获益（中位随访 6 年后，中

术前化疗	术后化放疗 对于少于D2淋巴结清扫的患者
推荐方案 氟尿嘧啶+奥沙利铂 氟尿嘧啶+亚叶酸钙+奥沙利铂+多西他赛 （FLOT）（1类推荐）	氟尿嘧啶（静脉注射氟尿嘧啶或口服卡培他滨） 在以氟尿嘧啶为基础的化放疗之前或之后
其他推荐方案 氟尿嘧啶+顺铂（1类推荐）	术后化放疗 对于接受D2淋巴结清扫的患者
术前化放疗 静脉注射氟尿嘧啶可更换为卡培他滨	推荐方案 卡培他滨+奥沙利铂（1类推荐） 氟尿嘧啶+奥沙利铂（1类推荐）
推荐方案 氟尿嘧啶+奥沙利铂（1类推荐） 氟尿嘧啶+顺铂（1类推荐） 氟尿嘧啶（或卡培他滨）+紫杉醇 （2B类推荐）	不可切除病灶的化放疗 静脉注射氟尿嘧啶可更换为卡培他滨
其他推荐方案 紫杉醇+卡铂（2B类推荐）	推荐方案 氟尿嘧啶+奥沙利铂 氟尿嘧啶+顺铂（1类推荐）
	其他推荐方案 氟尿嘧啶（或卡培他滨）+紫杉醇（2B类推荐）

图 19　NCCN 指南推荐胃癌术前放化疗参照食管癌/胃食管结合部

位 OS 为 4.5 年 *vs.* 1.8 年）。接受术前放化疗的患者 5 年 OS 也明显改善（39% *vs.* 16%）。在一项随机Ⅲ期试验中（PRODIGE5/ACCORD17），FOLFOX 组的 PFS 中位数为 9.7 个月，氟尿嘧啶组和顺铂组的 PFS 中位数为 9.4 个月（$P = 0.64$）。因此，FOLFOX 和氟尿嘧啶联合顺铂都是术前放化疗的首选方案。

另外一项多中心Ⅲ期随机交叉试验结果显示，与单纯手术治疗（T2-3、N0-1、M0）食管癌或 EGJ 癌患者相比，术前同步放化疗联合紫杉醇和卡铂可显著改善 OS 和 DFS。术前放化疗组的中位生存时间为 49 个月，而单独化疗组的中位生存时间为 24 个月。由于胃癌患者被排除在本试验之外，因此紫杉醇和卡铂是本试验中 2B 类的推荐药物。

（3）术前序贯化疗及放化疗治疗

几项研究表明，术前序贯化疗、手术和放化疗均可对可切除胃癌患者产生病理性缓解。在Ⅱ期 RTOG 9904 试验中，术前使用氟尿嘧啶和顺铂化疗，同时使用氟尿嘧啶和紫杉醇放化疗，在局限性胃腺癌患者中获得了 26% 的 pCR 率，D2 淋巴结清扫和 R0 清扫分别达到 50% 和 77%。在另一项Ⅱ期研究中，术前用伊立替康和顺铂化疗，然后采用相同的方案同步放化疗在可切除、局部进展期和 EGJ 腺癌患者的反应率中等。65% 的患者实现了 R0 切除，中位 OS 和 2 年生存率分别为 14.5 个月和 35%。因此，术前放化疗前的诱导化疗对于特定的患者可能是可行和合适的，然而，这种方法需要在Ⅲ期随机临床试验中进一步评估。

（4）术后放化疗治疗（图20）

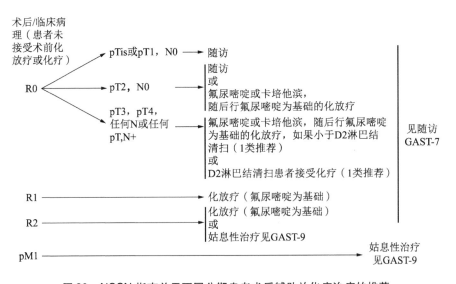

图20 NCCN 指南关于不同分期患者术后辅助放化疗治疗的推荐

具有里程碑意义的 Intergroup-0116（INT-0116）试验研究了术后化疗加放化疗对可切除胃或 EGJ 腺癌患者生存的影响。在本试验中，556 例患者（ⅠB 至Ⅳ期，M0）被随机分配接受手术后序贯化疗 + 放化疗或者单纯手术治疗，大多数患者为 T3 或 T4 肿瘤（69%）和淋巴结阳性疾病（85%）。中位随访 5 年后，手术组中位 OS 为 27 个月，术后化疗加放化疗组中位 OS 为 36 个月（$P = 0.005$）。术后化疗加放化疗组的 3 年生存率（50% *vs.* 41%）和无复发生存率（relapse-free survival，RFS）（48% 对 31%）也比只做手术的那组较好。中位随访 > 10 年后，接受术后放化疗的患者生存率仍有提高。

INT-0116 试验的结果确定了术前未接受治疗的完全切除的胃或 EGJ 腺癌患者术后放化疗的疗效。然而，本试验中使用的化疗药物剂量与 3 ~ 4 级血液和胃肠道毒性的高发生率相关（分别为 54% 和 33%）。因此，考虑到毒性，不再推荐 INT-0116 试验中使用的化疗药物剂量和时间表。

胃切除术中淋巴结清扫的程度可能影响术后放化疗的疗效，一项回顾性分析比较了单纯手术治疗与术后以氟尿嘧啶为基础的放化疗患者的预后，结果显示 D1 淋巴结清扫术后放化疗患者的复发率明显较低，预后较好。但是两组 D2 淋巴结清扫术后复发率无明显差异。Ⅲ期 ARTIST 试验的结果也表明，与术后化疗相比，根治性切除加 D2 淋巴结清扫的胃癌患者术后放化疗并没有显著降低复发。因此，对于低于 D2 淋巴结清扫范围的患者，建议术后放化疗；而对于接受 D2 淋巴结清扫的患者，建议术后化疗。有趣的是，在对淋巴结阳性患者的亚组分析中，术后放化疗与术后化疗相比显著延长了患者的 3 年 DFS（77.5% *vs.* 72%；$P = 0.0365$）。由于这些结果提示 DFS 对淋巴结阳性亚组患者的术后放化疗有显著的益处，因此 ARTIST Ⅱ 试验目前正在招募患者来评估淋巴结阳性、D2 切除的胃癌患者的术后化疗和放化疗疗效。

（5）术后辅助化疗

Ⅲ期 CLASSIC 临床试验（在韩国、中国和中国台湾地区进行）术后评估加用卡培他滨和奥沙利铂在 1035 例Ⅱ期或ⅢB 期胃癌患者根治性接受胃大部切除术及 D2 淋巴结清扫术后的化疗效果。在本研究中，患者被随机分为两组，一组接受单独手术（$n = 515$），另一组接受术后化疗（$n = 520$）。在 34.2 个月的中位随访后，在所有疾病阶段术后卡培他滨和奥沙利铂联合化疗组较仅手术治疗组明显改善了 3 年 DFS（74% *vs.* 59%，$P < 0.0001$）。中位随访 62.4 个月后，术后卡培他滨和奥沙利铂联合化疗组 5 年 DFS 为 68%，单纯手术组为 53%，相应的 5 年 OS 分别为 78% 和 69%。这些结果支持了 D2 淋巴结清扫术后化疗在晚期可切除胃癌患者中的应用。然而，值得注意的是，这种方法在 D1 或 D0 淋巴结清扫术后的益处并没有在随机临床试验中被证明。

（6）放化疗治疗不可切除的疾病（图21）

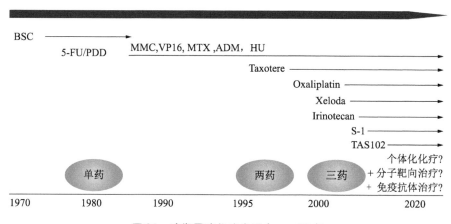

图21　晚期胃癌化疗发展史——50 年

由于胃癌相关的资料有限，建议使用对食管癌有疗效的氟尿嘧啶类化疗方案。推荐方案包括 FOLFOX、氟尿嘧啶和顺铂、氟嘧啶（氟尿嘧啶或卡培他滨）和紫杉醇（2B 类推荐）。在一项针对无法切除的食管癌患者的随机Ⅲ期临床试验中，FOLFOX 或氟尿嘧啶和顺铂同步放化疗被证明是有效的。一项Ⅱ～Ⅳ期食管癌患者的临床证实了 FOLFOX 联合放疗治疗的安全性和有效性。在 FFCD 9102 试验中，接受氟尿嘧啶和顺铂化疗的食管癌患者在接受手术或不接受手术时的存活率相似。此外，患者可以接受氟嘧啶联合紫杉醇，这已被证明在可应用于可切除的胃癌患者。在接受治疗后，患者应重新分级，以确定手术是否是一种选择。对于放化疗后可切除疾病的患者，手术是首选，而那些发现仍有不可切除疾病的患者，则应接受姑息治疗。

32. 胃癌的放射治疗

随机试验评估了可切除胃癌患者术前和术后的放疗治疗情况。Smalley 等回顾了与放射治疗相关的临床和解剖学问题并详细推荐放射治疗在胃癌患者治疗中的应用。

单纯放射治疗在不可切除胃癌患者中的应用价值很小，然而，早期研究表明，放射治疗与化疗同时使用可提高生存率。Moertel 等评估了氟尿嘧啶加放射治疗与单纯放射治疗局部晚期不可切除胃癌的疗效。接受联合治疗的患者中位生存期（13 个月 *vs.* 6 个月）和 5 年 OS（12% *vs.* 0）明显优于单纯接受放疗的患者。另外一项胃肠道肿瘤研究小组的研究结果提示一小部分患者可以通过联合治疗治愈。

此外，还进行了随机临床试验，对可切除胃癌患者进行单独手术与手术加放疗进行比较。在英国胃癌组进行的一项试验中，432 例患者被随机分配到单独手术或手术后进行放疗或化疗。在 5 年的随访中，接受术后放疗或化疗的患者与单纯手术的患者相比并无生存获益。然而，在手术中加入联合放射治疗后，局部复发有明显的减少（单纯手术组 27%，手术加放疗组 10%，手术加化疗组 19%）。在另一项试验中，370 例患者随机接受术前放疗或单纯手术治疗，术前放疗组的生存率有显著提高（30% *vs.* 20%，$P = 0.0094$），术前放疗患者的手术切除率也较高（89.5%），提示术前放疗可控制局部病灶。系统回顾和荟萃分析的结果也表明，可切除胃癌患者，在手术中增加放疗可显著提高患者的 5 年生存率。

调强放疗（intensity modulated radiation therapy，IMRT）有降低辐射相关毒性的潜力，方法是向靶组织提供大剂量放射剂量，同时保护邻近器官不受辐射损伤。多项回顾性研究证实了 IMRT 在局限性和进展期胃癌治疗中的可行性。因此，IMRT 可用于需要减少危及器官（如心脏、肺、肝脏、肾脏、小肠）放射剂量但是三维适形放射治疗无法达到目的的情况。

参考文献

1. HARTGRINK H H, VAN DE VELDE C J, PUTTER H, et al. Extended lymph node dissection for gastric cancer: who may benefit? final results of the randomized dutch gastric cancer group trial. J Clin Oncol, 2004, 22 (11): 2069 – 2077.

2. SONGUN I, PUTTER H, KRANENBARG E M, et al. Surgical treatment of gastric cancer: 15-year follow-up results of the randomised nationwide dutch D1D2 trial. Lancet Oncol, 2010, 11 (5): 439 – 449.

3. CUNNINGHAM D, ALLUM W H, STENNING S P, et al. Perioperative chemotherapy versus surgery alone for resectable gastroesophageal cancer. N Engl J Med, 2006, 355 (1): 11 – 20.

4. AL-BATRAN S E, HOMANN N, PAULIGK C, et al. Perioperative chemotherapy with fluorouracil plus leucovorin, oxaliplatin, and docetaxel versus fluorouracil or capecitabine plus cisplatin and epirubicin for locally advanced, resectable gastric or gastro-oesophageal junction adenocarcinoma (FLOT4): a randomised, phase 2/3 trial. Lancet, 2019, 393 (10184): 1948 – 1957.

5. AL-BATRAN S E, HOFHEINZ R D, PAULIGK C, et al. Histopathological regression after neoadjuvant docetaxel, oxaliplatin, fluorouracil, and leucovorin versus epirubi-

cin, cisplatin, and fluorouracil or capecitabine in patients with resectable gastric or gastro-oesophageal junction adenocarcinoma (FLOT4-AIO): results from the phase 2 part of a multicentre, open-label, randomised phase 2/3 trial. Lancet Oncol, 2016, 17 (12): 1697 – 1708.

6. YCHOU M, BOIGE V, PIGNON J P, et al. Perioperative chemotherapy compared with surgery alone for resectable gastroesophageal adenocarcinoma: an FNCLCC and FFCD multicenter phase Ⅲ trial. J Clin Oncol, 2011, 29 (13): 1715 – 1721.

7. CATS A, JANSEN E P M, VAN GRIEKEN N C T, et al. Chemotherapy versus chemoradiotherapy after surgery and preoperative chemotherapy for resectable gastric cancer (CRITICS): an international, open-label, randomised phase 3 trial. Lancet Oncol, 2018, 19 (5): 616 – 628.

8. SLAGTER A E, JANSEN E P M, VAN LAARHOVEN H W M, et al. CRITICS-Ⅱ: a multicentre randomised phase Ⅱ trial of neo-adjuvant chemotherapy followed by surgery versus neo-adjuvant chemotherapy and subsequent chemoradiotherapy followed by surgery versus neo-adjuvant chemoradiotherapy followed by surgery in resectable gastric cancer. BMC Cancer, 2018, 18 (1): 877.

9. KHUSHALANI N I, LEICHMAN C G, PROULX G, et al. Oxaliplatin in combination with protracted-infusion fluorouracil and radiation: report of a clinical trial for patients with esophageal cancer. J Clin Oncol, 2002, 20 (12): 2844 – 2850.

10. TEPPER J, KRASNA M J, NIEDZWIECKI D, et al. Phase Ⅲ trial of trimodality therapy with cisplatin, fluorouracil, radiotherapy, and surgery compared with surgery alone for esophageal cancer: CALGB 9781. J Clin Oncol, 2008, 26 (7): 1086 – 1092.

11. CONROY T, GALAIS M P, RAOUL J L, et al. Definitive chemoradiotherapy with FOLFOX versus fluorouracil and cisplatin in patients with oesophageal cancer (PRODIGE5/ACCORD17): final results of a randomised, phase 2/3 trial. Lancet Oncol, 2014, 15 (3): 305 – 314.

12. VAN HAGEN P, HULSHOF M C, VAN LANSCHOT J J, et al. Preoperative chemoradiotherapy for esophageal or junctional cancer. N Engl J Med, 2012, 366 (22): 2074 – 2084.

13. AJANI J A, WINTER K, OKAWARA G S, et al. Phase Ⅱ trial of preoperative chemoradiation in patients with localized gastric adenocarcinoma（RTOG 9904）：quality of combined modality therapy and pathologic response. J Clin Oncol, 2006, 24（24）：3953 – 3958.

14. RIVERA F, GALáN M, TABERNERO J, et al. Phase Ⅱ trial of preoperative irinotecan-cisplatin followed by concurrent irinotecan-cisplatin and radiotherapy for resectable locally advanced gastric and esophagogastric junction adenocarcinoma. Int J Radiat Oncol Biol Phys, 2009, 75（5）：1430 – 1436.

15. MACDONALD J S, SMALLEY S R, BENEDETTI J, et al. Chemoradiotherapy after surgery compared with surgery alone for adenocarcinoma of the stomach or gastroesophageal junction. N Engl J Med, 2001, 345（10）：725 – 730.

16. SMALLEY S R, BENEDETTI J K, HALLER D G, et al. Updated analysis of SWOG-directed intergroup study 0116：a phase Ⅲ trial of adjuvant radiochemotherapy versus observation after curative gastric cancer resection. J Clin Oncol, 2012, 30（19）：2327 – 2333.

17. DIKKEN J L, JANSEN E P M, CATS A, et al. Impact of the extent of surgery and postoperative chemoradiotherapy on recurrence patterns in gastric cancer. J Clin Oncol, 2010, 28（14）：2430 – 2436.

18. PARK S H, SOHN T S, LEE J, et al. Phase Ⅲ trial to compare adjuvant chemotherapy with capecitabine and cisplatin versus concurrent chemoradiotherapy in gastric cancer：final report of the adjuvant chemoradiotherapy in stomach tumors trial, including survival and subset analyses. J Clin Oncol, 2015, 33（28）：3130 – 3136.

19. LEE J, LIM D H, KIM S, et al. Phase Ⅲ trial comparing capecitabine plus cisplatin versus capecitabine plus cisplatin with concurrent capecitabine radiotherapy in completely resected gastric cancer with D2 lymph node dissection：the ARTIST trial. J Clin Oncol, 2012, 30（3）：268 – 273.

20. NOH S H, PARK S R, YANG H K, et al. Adjuvant capecitabine plus oxaliplatin for gastric cancer after D2 gastrectomy（CLASSIC）：5-year follow-up of an open-label, randomised phase 3 trial. Lancet Oncol, 2014, 15（12）：1389 – 1396.

21. BANG Y J, KIM Y W, YANG H K, et al. Adjuvant capecitabine and oxaliplatin for gastric cancer after D2 gastrectomy (CLASSIC): a phase 3 open-label, randomised controlled trial. Lancet, 2012, 379 (9813): 315 – 321.

22. BEDENNE L, MICHEL P, BOUCHé O, et al. Chemoradiation followed by surgery compared with chemoradiation alone in squamous cancer of the esophagus: FFCD 9102. J Clin Oncol, 2007, 25 (10): 1160 – 1168.

23. MOERTEL C G, CHILDS D S JR, REITEMEIER R J, et al. Combined 5-fluorouracil and supervoltage radiation therapy of locally unresectable gastrointestinal cancer. Lancet, 1969, 2 (7626): 865 – 867.

24. ZHANG Z X, GU X Z, YIN W B, et al. Randomized clinical trial on the combination of preoperative irradiation and surgery in the treatment of adenocarcinoma of gastric cardia (AGC)—report on 370 patients. Int J Radiat Oncol Biol Phys, 1998, 42 (5): 929 – 934.

（郑希希　整理）

胃癌的传统化疗

33. 早期胃癌中仅有约 10% 的病例发生淋巴结转移

早期胃癌是指肿瘤局限于胃黏膜及黏膜下层的病变。总体预后良好，因而选择治疗策略时，应当强调在根治的前提下，积极减少对机体造成的伤害。进展期胃癌淋巴结转移率高，术后容易复发及远处转移从而导致治疗失败，因此，必须强调以手术为中心的多学科综合治疗的应用。晚期胃癌是指患者就诊时已合并远处转移或术后出现复发转移而无法通过手术根治切除的胃癌病例，由于这类患者中的绝大部分已基本失去治愈的可能，因此其主要治疗目的应为尽可能地延长生存、改善生活质量。

（1）胃癌一线化疗

多种细胞毒性药物，包括铂类化合物、氟嘧啶类、紫杉类、伊立替康和蒽环类对胃癌的治疗均有疗效。联合化疗比单药化疗更能延长患者的 OS。铂类（顺铂或奥沙利铂）联合氟尿嘧啶（5-FU，卡培他滨或 S-1）是目前全球一线治疗晚期胃癌的标准方案。多年来，顺铂在晚期胃癌的治疗中起着重要作用，为了避免其相关不良反应，如恶心、呕吐、肾毒性、耳毒性等，用其他铂类等替代顺铂的研究相继开展。最终证实，与顺铂相比，奥沙利铂联合氟尿嘧啶方案有更好的疗效和安全性。表柔比星 + 奥沙利铂 + 卡培他滨（EOX）联合方案，对比表柔比星 + 顺铂 + 氟尿嘧啶（ECF）联合方案，有更好的生存获益（11.2 个月 *vs.* 9.9 个月，*P* = 0.02）。另有两个研究显示，伊立替康联合氟尿嘧啶（FOLFIRI）方案与铂类联合氟尿嘧啶为基础的化疗方案疗效相当。法国的一项研究也指出，无论是以顺铂为基础还是以伊立替康为基础的一线化疗，在患者生活质量上没有明显差异。到目前为止，尚没有研究对以奥沙利铂为基础和以伊立替康为基础的一线化疗进行直接对比。

REAL-2 研究和 ML17032 研究均显示，口服卡培他滨并不差于静脉注射氟尿嘧啶，在安全性上，卡培他滨组受试者手足综合征的发病率显著增加，患者的活动能力、自理能力和生活质量均有所下降。但应用卡培他滨替代静脉注射氟尿嘧啶可以省去插入中心静脉插管的不便和费用，也可以避免相关风险，如感染和血栓形成等。综上所述，口服 5-FU 衍生物（卡培他滨和 S-1）可安全地与晚期胃癌患者的铂类联合，并可替代静脉注射氟尿嘧啶。

目前，胃癌一线治疗的标准方案是基于铂和氟尿嘧啶类药物的联合化疗，但三药方案是否可以替代双药方案尚存争议。虽有研究报道三药联合化疗的疗效更好，但同时也带来了更大的毒副作用。蒽环类药物在进展期胃癌的应用也是有争议的。一项荟萃分析显示，在顺铂/氟尿嘧啶中添加蒽环类药物可带来生存获益（$HR=0.77$，95% CI 0.62～0.95）。然而，这项研究因为纳入的研究对象数量较少，且所纳入的随机试验证据级别较低而没有被广泛认可。相比之下，多西他赛联合顺铂和 5-FU 的Ⅲ期随机对照研究 TAX 325 证明，多西他赛＋顺铂＋氟尿嘧啶（DCF）与顺铂＋氟尿嘧啶相比，疗效更佳，DCF 组反应率更高（37% $vs.$ 25%），PFS（5.6 个月 $vs.$ 3.7 个月）、OS（9.2 个月 $vs.$ 8.6 个月）更长，2年生存率提高了 1 倍以上（18.4% $vs.$ 8.8%）。然而，由于毒性的原因，在临床实践中发现 DCF 方案难以实施，在 TAX 325 的研究人群中，中位年龄为 55 岁，DCF 引起的血液学毒性和消化道毒性发生率较对照组明显增加。尽管如此，生活质量分析表明，与基线相比，由于 PFS 的延长，接受 DCF 化疗患者的生活质量更好。为了获得更好的耐受性，很多研究者对原有的 DCF 方案进行了修改。部分研究者改变了 3 种药物的使用方法；另一些研究者用奥沙利铂代替顺铂。改良的 DCF 为静脉注射 5-FU 2000 mg/m²，持续 48 小时；多西他赛 40 mg/m²、d1；顺铂 40 mg/m²、d3，2 周方案。此方案的毒性低于原有的 DCF 方案，其原因可能包括刺激因子的支持，也可能与疗效的改善相关（中位总生存率 18.8 个月 $vs.$ 12.6 个月，$P=0.007$）。因此，对于转移性胃或食管胃交界腺癌患者，改良DCF 可作为首选方案。在两项Ⅱ期三药联合化疗的研究中，奥沙利铂联合多西他赛和叶酸/5-FU（FLOT 方案）也显示了良好的疗效，且不良反应可耐受。但需要注意的是，在年龄≥65 岁的患者中，FLOT 方案与不含多西他赛的化疗方案相比，可引起 >80% 的三级不良事件，生活质量显著下降。

晚期胃癌一线化疗小结：

①对于老年体弱患者可选择单药卡培他滨或 S-1 单药。

②联合化疗优于单药化疗；三药毒性明显增加，疗效被两药挑战，适用人群要经过选择。

③虽然一线化疗的金标准仍然需要探索，但其中氟尿嘧啶类是基石。

（2）胃癌二线及后续化疗

在一线化疗进展后的患者中，大约有 40% 继续接受了二线化疗。二线或后续治疗方案的选择取决于先前的治疗和疗效状况。三项随机研究表明，二线单药化疗与最佳支持性治疗相比，可使总体中位生存期延长约 1.5 个月。二线化疗使用伊立替康或多西他赛可以在延长生存期的同时显著改善症状。在日本的一项Ⅲ期研究也证实了紫杉醇在二线治疗中的疗效与伊立替康相当。因此，单药多西他赛、紫杉醇、伊立替康均被推荐为晚期胃癌的首选二线治疗方案。

在转移性胃癌患者中，FOLFIRI 二线治疗也被证明是有效的，且具有良好的耐受性。一项研究 FOLFIRI 对复发或转移性胃癌患者（$n = 40$）疗效和毒性的Ⅱ期试验报道的客观缓解率（objective response rate，ORR）为 29%，中位 OS 为 6.4 个月。此外，FOLFIRI 被证明是一种有效的、安全的治疗方案，可用于一组难以接受多西他赛化疗的转移性胃癌或 EGJ 癌患者。因此，FOLFIRI 如果以前没有用于一线治疗，则被认为是一种首选的治疗方案，可以安全地用于二线治疗。

最近发表的Ⅲ期试验（TAGS）结果显示曲氟尿苷（Trifluridine）、替吡拉西汀（tipiracil）组与安慰剂组比较，中位 OS 显著改善2.1个月（5.7个月 *vs.* 3.6个月，$P = 0.0003$），Trifluridine 和 tipiracil 组的 PFS 明显更长（2.0个月 *vs.* 1.7个月，$P < 0.0001$）。与 Trifluridine 和 tipiracil 方案相关的最常见的3~4级毒性反应是中性粒细胞减少（38%）、白细胞减少（21%）、贫血（19%）和淋巴细胞减少症（19%），这与其他涉及这些药物的研究一致。在使用氟尿嘧啶、铂类、紫杉醇或伊立替康化疗和抗 HER-2 治疗（如果 HER-2 阳性）后复发或转移的胃癌患者，推荐 Trifluridine 和 tipiracil 作为首选的第一类治疗方案应用在三线或后续治疗过程中。其他推荐的三线或后续治疗方案包括之前未使用的二线治疗方案和用于 PD-L1 阳性腺癌的 Keytruda。

（3）胃癌靶向治疗（图22、图23）

1）HER-2 阳性胃癌靶向治疗和化疗

ToGA 研究是第一个随机、前瞻、多中心Ⅲ期研究，评价了曲妥珠单抗联合顺铂和 5-FU 类药物治疗 HER-2 阳性胃癌的疗效和安全性。研究结果证实，HER-2 阳性的晚期患者，曲妥珠单抗联合标准化疗优于单用化疗。594例 HER-2 阳性的胃或胃食管结合部腺癌（局部晚期、复发或转移）患者随机接受曲妥珠单抗联合化疗（5-FU 或卡培他滨 + 顺铂）或单纯化疗。相对于单纯化疗

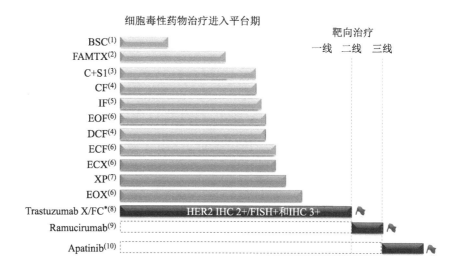

图22 晚期胃癌患者靶向治疗和化疗 OS 的比较（彩图见彩插7）

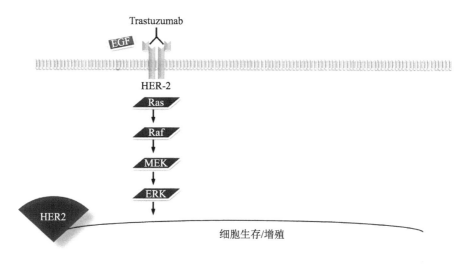

图23 曲妥珠单抗靶向治疗药物作用机制（彩图见彩插8）

组，曲妥珠单抗组明显提高了患者的中位总生存（13.5 个月 *vs.* 11.1 个月）。两组安全性相似。因此，曲妥珠单抗联合化疗可作为 HER-2 过表达胃癌患者的治疗选择（图24～图26）。

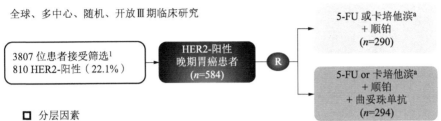

ToGA研究的设计　　　　　　　　　　　　　　　　　一线

全球、多中心、随机、开放Ⅲ期临床研究

3807 位患者接受筛选[1]
810 HER2-阳性（22.1%）

HER2-阳性
晚期胃癌患者
（n=584）

R

5-FU 或卡培他滨[a]
+ 顺铂
（n=290）

5-FU or 卡培他滨[a]
+ 顺铂
+ 曲妥珠单抗
（n=294）

☐ 分层因素
- 局部晚期 vs 转移性
- 胃癌 vs 胃食管结合部癌
- 可测量 vs 不可测量
- ECOG 评分 0-1 vs 2
- 卡培他滨 vs 5-FU

图 24　ToGA 临床试验研究设计

图片来源：BANG Y J, VAN CUTSEM E, FEYEREISLOVA A, et al. Trastuzumab in combination with chemotherapy versus chemotherapy alone for treatment of HER2-positive advanced gastric or gastro-oesophageal junction cancer（ToGA）: a phase 3, open-label, randomised controlled trial. Lancet, 2010, 376（9742）: 687 – 697.

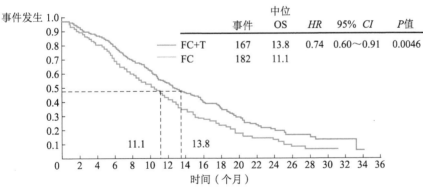

ToGA主要研究终点OS延长2.7个月　　　　　　　　一线

	事件	中位 OS	HR	95% CI	P值
FC+T	167	13.8	0.74	0.60～0.91	0.0046
FC	182	11.1			

No.　—— 294 277 246 209 173 147 113 90 71 56 43 30 21 13 12 6 4 1 0
风险　—— 290 266 223 185 143 117 90 64 47 32 24 16 14 7 6 5 0 0 0

T, trastuzumab，曲妥珠单抗

图 25　ToGA 临床试验 OS 数据

图片来源：BANG Y J, VAN CUTSEM E, FEYEREISLOVA A, et al. Trastuzumab in combination with chemotherapy versus chemotherapy alone for treatment of HER2-positive advanced gastric or gastro-oesophageal junction cancer（ToGA）: a phase 3, open-label, randomised controlled trial. Lancet, 2010, 376（9742）: 687 – 697.

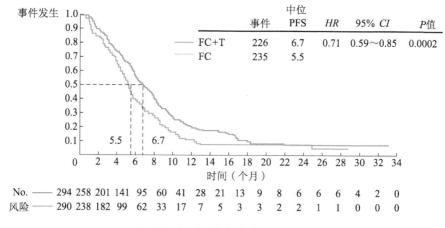

图 26 ToGA 临床试验 PFS 数据

图片来源：BANG Y J, VAN CUTSEM E, FEYEREISLOVA A, et al. Trastuzumab in combination with chemotherapy versus chemotherapy alone for treatment of HER2-positive advanced gastric or gastro-oesophageal junction cancer（ToGA）: a phase 3, open-label, randomised controlled trial. Lancet, 2010, 376 (9742): 687 – 697.

2）胃癌的其他靶向治疗药物（图 27）

雷莫芦单抗为靶向 VEGFR2 单克隆抗体，具有较好的抗肿瘤作用，REGARD 研究和 RAINBOW Ⅲ期临床研究结果显示雷莫芦单抗组患者 mOS 及 mPFS 均明显获益，基于上述研究，雷莫卢单抗单独或联合紫杉醇用于晚期胃癌、胃食管交界腺癌二线治疗已于 2014 年在美国、欧盟及日本被批准（图 28 ~ 图 31）。

阿帕替尼是中国自行研制的一种小分子 VEGFR 抑制剂，主要特异性作用于 VEGFR2，一项阿帕替尼用于化疗难治性晚期、转移性胃癌及胃食管结合部癌的Ⅲ期随机、双盲试验显示阿帕替尼组能有效改善患者 mOS 及 mPFS，因此，阿帕替尼被我国批准用于晚期胃癌或胃食管结合部癌的二线后的治疗（图 32、图 33）。此外，恩曲替尼、拉罗替尼适用于 *NTRK* 融合基因的胃癌患者。

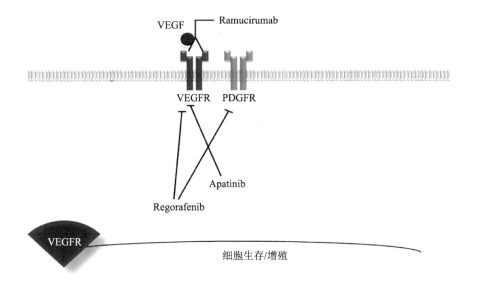

图 27 胃癌其他靶向治疗药物作用机制（彩图见彩插 9）

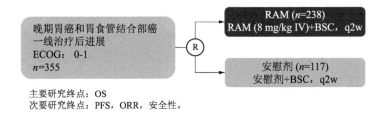

主要研究终点：OS
次要研究终点：PFS，ORR，安全性。

图 28 REGARD 临床试验设计方案

图片来源：FUCHS C S，TOMASEK J，YONG C J，et al. Ramucirumab monotherapy for previously treated advanced gastric or gastro-oesophageal junction adenocarcinoma（REGARD）：an international，randomised，multicentre，placebo-controlled，phase 3 trial. Lancet，2014，383（9911）：31 – 39.

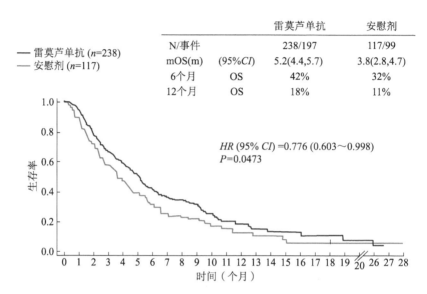

图 29　REGARD 临床试验 OS 数据

图片来源：FUCHS C S, TOMASEK J, YONG C J, et al. Ramucirumab monotherapy for previously treated advanced gastric or gastro-oesophageal junction adenocarcinoma（REGARD）：an international, randomised, multicentre, placebo-controlled, phase 3 trial. Lancet, 2014, 383（9911）：31 – 39.

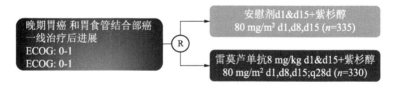

主要研究终点：OS
次要研究终点：PFS，ORR，安全性。

图 30　RAINBOW 临床试验设计方案

图片来源：WILKE H, MURO K, VAN CUTSEM E, et al. Ramucirumab plus paclitaxel versus placebo plus paclitaxel in patients with previously treated advanced gastric or gastro-oesophageal junction adenocarcinoma（RAINBOW）：a double-blind, randomised phase 3 trial. Lancet Oncol, 2014, 15（11）：1224 – 1235.

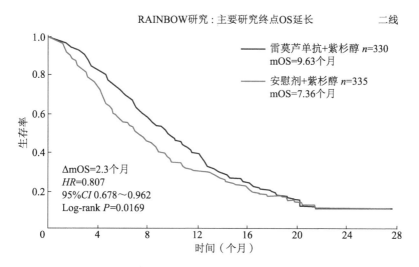

图 31　RAINBOW 临床试验 OS 数据

图片来源：WILKE H, MURO K, VAN CUTSEM E, et al. Ramucirumab plus paclitaxel versus placebo plus paclitaxel in patients with previously treated advanced gastric or gastro-oesophageal junction adenocarcinoma（RAINBOW）：a double-blind, randomised phase 3 trial. Lancet Oncol, 2014, 15（11）：1224 – 1235.

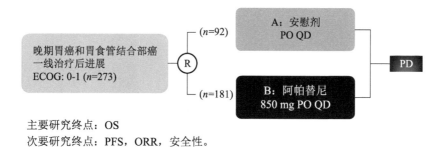

主要研究终点：OS

次要研究终点：PFS，ORR，安全性。

图 32　阿帕替尼三线治疗的 Ⅲ 期临床试验研究设计

中国医学临床百家

阿帕替尼：小分子TKI 可以抑制 VEGFR-2

三线

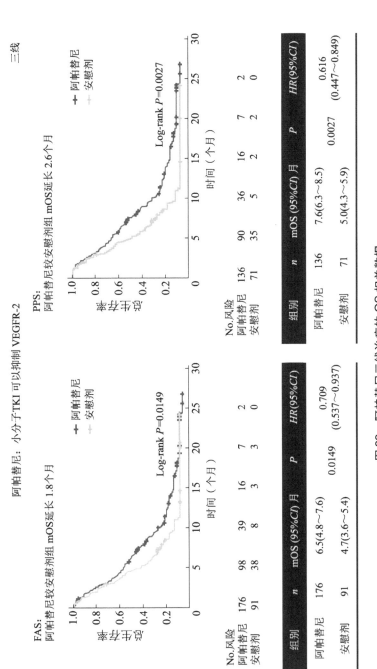

图33 阿帕替尼三线治疗的 OS 相关数据

34. 化疗药物的毒副作用及对症处理方法

（1）骨髓抑制及其处理

1）骨髓抑制是化疗最常见的限制性毒副反应。粒细胞半衰期为 6～8 小时，因此，最先表现为粒细胞下降。血小板半衰期为 5～7 天，其下降出现较晚。红细胞半衰期为 120 天，化疗影响较小，通常下降不明显。不同类型化疗药骨髓抑制的程度、出现及持续时间，以及骨髓功能恢复的时间均有不同。去甲长春花碱、紫杉醇、拓扑替康、吉西他滨、氮芥类烷化剂、蒽环类抗癌药、鬼臼毒类药、甲氨蝶呤、亚硝脲类、卡铂等药物骨髓抑制较重。培美曲塞、博来霉素、长春新碱及顺铂等药物骨髓抑制较轻。白细胞减少 $<1.0 \times 10^9/L$ 特别是粒细胞 $<0.5 \times 10^9/L$ 持续 5 天以上，患者发生严重细菌感染、霉菌及病毒感染机会大大增加，可达 90% 以上，且病情危重。血小板 $<50.0 \times 10^9/L$，特别是 $<20.0 \times 10^9/L$ 则处于出血危险，可发生脑出血、胃肠道及妇女月经期大出血等。

2）治疗通常白细胞 $<3.5 \times 10^9/L$、血小板 $80.0 \times 10^9/L$ 不宜使用骨髓抑制的化疗药物（急性白血病例外）。白细胞 $<2.0 \times 10^9/L$ 或粒细胞 $<1.0 \times 10^9/L$，应给予粒细胞集落刺激因子（granulocyte-colony stimulating factor，G-CSF）或粒细胞—巨噬细胞集落刺激因子（granulocyte macrophage-colony stimulating factor，GM-CSF）治疗。一旦白细胞 $<2.0 \times 10^9/L$ 或粒细胞 $<1.0 \times 10^9/L$。可考虑适当应用抗菌药物预防感染，一旦出现发热应立即做血培养和药敏，

并给予广谱抗生素治疗，同时给予 G-CSF 或 GM-CSF 升白治疗。特别指出，G-CSF 或 GM-CSF 只能在一个周期的化疗药物用完结束的 48 小时以后才能应用。血小板 $< 50.0 \times 10^9/L$ 可皮下注射白介素-11（IL-11）或血小板生成素（thrombopoietin，TPO）并酌情应用酚磺乙胺等预防出血。血小板 $< 20.0 \times 10^9/L$ 属血小板减少出血危象，应输注血小板及较大剂量酚磺乙胺等治疗。血红蛋白 < 100 g/L，可皮下注射促红细胞生成素（erythropoietin，EPO），同时注意补充铁剂。

（2）消化道反应及其处理

食欲减退、恶心、呕吐、腹泻、黏膜炎、肝功能损害、便秘等是化疗药物最常见的消化道不良反应。本章节主要介绍恶心/呕吐的处理。

恶心/呕吐是最常见的消化道反应。按发生的规律可以分为以下 5 类。急性呕吐：用药后数分钟到数小时内出现，多于用药后 5 ~ 6 小时最高峰，一般 24 小时内缓解；迟发性呕吐：用药 24 小时后出现，常见于顺铂、卡铂、奥沙利铂、环磷酰胺和多柔比星。顺铂引起的迟发性呕吐常见于给药后 48 ~ 72 小时达最高峰，最长可持续 6 ~ 7 天；预期性呕吐：前一次化疗中出现恶心/呕吐的患者，在下一次化疗开始前就出现恶心/呕吐，属于条件反射，发生率为 18% ~ 57%，常以恶心为主，年轻人的发生率高于老年人；突破性呕吐：指在给予预防性呕吐治疗后仍出现的且需要解救治疗的呕吐；难治性呕吐：指预防性或解救性止吐治疗均失败的呕吐。

化疗药物的种类、剂量和给药途径是决定恶心/呕吐严重程度最主要的因素。抗癌药物致吐强弱按引起呕吐发生率高低可分为高致吐性（>90%，常见胃癌化疗药物：顺铂 > 50 mg/m²、表柔比星 > 90 mg/m²）、中致吐性（30% ~ 90%，常见胃癌化疗药物：顺铂 < 50 mg/m²、奥沙利铂、伊立替康、表柔比星 < 90 mg/m²）、低致吐性（10% ~ 30%，常见胃癌化疗药物：紫杉醇、多西紫杉醇、氟尿嘧啶）和很低致吐性（< 10%，常见胃癌用药：卡培他滨、曲妥珠单抗、贝伐珠单抗）。推荐的止吐方案：

高致吐性抗癌药物

对于高致吐性抗癌药物急性或延迟性呕吐的预防推荐三药联合的止吐方案：

方案 A：

Day 1：

奥氮平：5 ~ 10 mg 口服；

NK1 受体拮抗剂（选择其一）：

阿瑞匹坦：125 mg，口服；

阿瑞匹坦注射乳液 130 mg IV；

福沙吡坦 150 mg IV；

奈妥吡坦 300 mg/帕洛诺司琼 0.5 mg 口服；

Fosnetupitant 235 mg/帕洛诺司琼 0.25 mg IV；

罗拉吡坦 180 mg 口服。

5-HT3 受体拮抗剂（选择其一）：

多拉司琼 100 mg 口服；

格拉司琼 10 mg SQ、2 mg 口服或 0.01 mg/kg（max 1 mg）IV 或第一次化疗前 24～48 h 给予 3.1 mg/24 h 的透皮贴剂；

昂丹司琼 16～24 mg 口服或 8～16 mg IV；或帕洛诺司琼 0.25 mg IV；

地塞米松：12 mg，口服或 IV。

Day 2，3，4：

奥氮平：5～10 mg 口服 day 2，3，4；

阿瑞匹坦：80 mg 口服 day 2，3（如果 day 1 使用阿瑞匹坦）；

地塞米松：8 mg，口服或 IV，day 2，3，4。

方案 B：

Day 1：

奥氮平：5～10 mg 口服；

帕洛诺司琼 0.25 mg IV；

地塞米松：12 mg，口服或 IV。

Day 2，3，4：

奥氮平：5～10 mg 口服 day 2，3，4。

方案 C：

Day 1：

NK1 受体拮抗剂（选择其一）：

阿瑞匹坦：125 mg，口服；

或阿瑞匹坦注射乳液 130 mg IV；

或福沙吡坦 150 mg IV；

奈妥吡坦 300 mg/帕洛诺司琼 0.5 mg 口服；

Fosnetupitant 235 mg/帕洛诺司琼 0.25 mg IV；

罗拉吡坦 180 mg 口服。

5-HT3 受体拮抗剂（选择其一）：

多拉司琼 100 mg 口服；

格拉司琼 10 mg SQ、2 mg 口服或 0.01 mg/kg（max 1 mg）IV 或第一次化疗前 24～48 h 给予 3.1 mg/24 h 的透皮贴剂；

昂丹司琼 16～24 mg 口服或 8～16 mg IV；

帕洛诺司琼 0.25 mg IV；

地塞米松：12 mg，口服或 IV。

Day 2，3，4：

阿瑞匹坦：80 mg 口服 day 2，3（如果 day 1 使用阿瑞匹坦）；

地塞米松：8 mg，口服或 IV，day 2，3，4。

中致吐性化疗药物

对于中致吐性抗癌药物急性或延迟性呕吐的预防，推荐二联或三联方案：

方案 A：

Day 1：

5-HT3 受体拮抗剂（选择其一）：

多拉司琼 100 mg 口服；

格拉司琼 10 mg SQ（推荐）、2 mg 口服或 0.01 mg/kg（max

1 mg）IV 或第一次化疗前 24～48 h 给予 3.1 mg/24 h 的透皮贴剂；

昂丹司琼 16～24 mg 口服或 8～16 mg IV；

帕洛诺司琼 0.25 mg IV；

地塞米松：12 mg，口服或 IV。

Day 2，3：

地塞米松：8 mg，口服或 IV，day 2，3；

或者 5-HT3 受体拮抗剂单药治疗：

格拉司琼 1～2 mg（总剂量）口服或 0.01 mg/kg（最大量 1 mg）IV，day 2，3；

昂丹司琼 8 mg 口服，每日两次；或 16 mg 口服，每日一次或 8～16 mg IV 每日一次 day 2，3；

多拉司琼 100 mg 口服 day 2，3。

方案 B：

Day 1：

奥氮平 5～10 mg 口服；

帕洛诺司琼 0.25 mg IV；

地塞米松：12 mg，口服或 IV。

Day 2，3：

奥氮平：5～10 mg 口服 day 2，3。

方案 C：

Day 1：

NK1 受体拮抗剂（选择其一）：

阿瑞匹坦：125 mg，口服；

或阿瑞匹坦注射乳液 130 mg IV；

或福沙吡坦 150 mg IV；

奈妥吡坦 300 mg/帕洛诺司琼 0.5 mg 口服；

Fosnetupitant 235 mg/帕洛诺司琼 0.25 mg IV；

罗拉吡坦 180 mg 口服。

5-HT3 受体拮抗剂（选择其一）：

多拉司琼 100 mg 口服；

格拉司琼 10 mg SQ、2 mg 口服或 0.01 mg/kg（max 1 mg）IV 或第一次化疗前 24～48 h 给予 3.1 mg/24 h 的透皮贴剂；

昂丹司琼 16～24 mg 口服或 8～16 mg IV；

帕洛诺司琼 0.25 mg IV；

地塞米松：12 mg，口服或 IV。

Day 2，3：

阿瑞匹坦：80 mg 口服 day 2，3（如果 day 1 使用阿瑞匹坦）；

加或不加地塞米松：8 mg，口服或 IV，day 2，3。

低致吐性抗癌药物

对于低致吐性抗癌药物呕吐的预防，推荐以地塞米松或胃复安为主的方案，具体：

地塞米松：8～12 mg，口服或 IV；

胃复安：10～20 mg，口服或 IV；

普鲁氯嗪：10 mg，口服或 IV。

5-HT3 受体拮抗剂（选择其一）：多拉司琼 100 mg 口服；格拉司琼 1～2 mg（总量）口服；昂丹司琼 8～16 mg 口服很低致吐性抗癌药物。

一般不推荐预防止吐药物。如化疗后出现恶心/呕吐，推荐以地塞米松或胃复安为主的方案。

（3）皮肤不良反应及其处理

抗癌药物引起的皮肤不良反应包括皮疹、手足皮肤反应、皮肤干燥、瘙痒、脱发、色素沉着/减退、毛发脱落和甲沟炎/指甲改变等，其中以手足反应和痤疮样皮疹最受临床关注。

1）手足皮肤反应

临床以手掌和足底红斑及感觉异常为主要表现，又称掌跖红斑综合征，最常见于胃癌化疗药物氟尿嘧啶中。在口服的氟尿嘧啶药物中卡培他滨引起的手足皮肤反应显著高于静脉氟尿嘧啶，卡培他滨所致的手足皮肤反应发生率为 22%～60%。手足皮肤反应初期表现为手掌、足底、指/趾末端的感觉异常、刺痛感、麻木、充血和红斑，可有皮肤的增厚、粗糙，继而出现疼痛、皲裂、脱屑和脱皮，严重者可出现水泡、湿性溃疡伴重度疼痛，以至于显著影响日常活动。手足皮肤反应多具有自限性，但再次给药后可反复出现。

治疗和预防性措施：穿宽松的鞋袜和手套，鞋子加用软垫以减少摩擦。避免反复揉搓手脚，避免暴露于过热和压力高的环境中。局部经常涂抹保湿乳液。暂停治疗和药物减量是减轻手足皮肤反应最有效的措施。其他治疗措施：大剂量的维生素 B_6、COX-2 抑制剂塞来昔布、口服维生素 E，以及中医的"活血化瘀，温经通络"方法也有一定作用。

2）痤疮样皮疹

胃癌靶向治疗药物如 EGFR 抑制剂包括小分子的 TKIs 和单克隆抗体（贝伐单抗），这些药物所致的皮肤毒性反应特点相似，表现为丘疹脓疱型病变（即痤疮痒皮疹）、皮肤干燥、脱屑、瘙痒、指甲/甲沟改变、毛发生长异常、毛细血管扩张。多于治疗后的 8～10 天开始出现，2 周达到高峰，停药后 8 周内逐渐减轻和消失。

治疗和预防性措施：包括避免阳光照射，使用防晒霜，勿使用碱性或刺激性强的洗漱用品，皮肤保湿，涂抹润肤霜、维生素 E 霜等。轻症时不需要特殊处理。重度皮肤反应时应暂停治疗，甚至立即永久停止 EGFR 抑制剂治疗。

（4）肺脏毒性及其处理

引起肺毒性的胃癌抗癌药主要为奥沙利铂。奥沙利铂与肺纤维化（＜1% 研究患者）相关，其可能是致死的。肺毒性临床表现常为隐匿、缓慢的咳嗽、呼吸急促。早期肺部可闻及小水泡音。血气分析显示动脉低氧血症，胸部 X 线检查显示弥漫性肺间质浸润和片状浸润，晚期可呈不可逆的肺纤维化改变。

治疗肺毒性的处理主要为预防，用药期间密切观察患者有无呼吸道症状，定期进行 X 线检查及肺部功能检查，及早诊断，及时停药。出现肺毒性给予积极对症支持治疗。吸氧、皮质类固醇类激素治疗、N-乙酰半胱氨酸有延缓或减轻肺纤维化的作用。

（5）心脏毒性及其处理

引起心脏毒性的抗癌药物主要是蒽环类抗癌药，如阿霉素、表柔比星、柔红霉素等。此外，紫杉醇、多烯紫杉醇、丝裂霉素、甲氨蝶呤等亦可引起心肌损害。近期急性心脏毒性反应主要表现为窦性心动过速、心律失常、传导阻滞、心电图 ST 段下降、T 波低平，停药及对症处理后常是可逆的。迟发的心脏毒性表现为充血性心力衰竭。

化疗前全面评估患者的心脏功能状态，以便决定化疗方案。可采用心电图、左心室射血分数和经皮心腔内心肌活检监测以早期发现心肌损害。药物治疗：常用拮抗心脏毒性的化疗药物，如辅酶 Q10、维生素 E、谷胱甘肽、1，6-二磷酸果糖及磷酸肌酸钠。急性毒性反应常常是可逆的，充血性心力衰竭常用洋地黄、利尿剂等药物治疗可减轻症状，但往往是不可逆的。

（6）神经系统毒性

引起神经毒性的抗癌药物主要是奥沙利铂，具有剂量限制性，一般为可蓄积的、可逆的周围神经毒性，停药后症状逐渐缓解。主要表现为手、脚、口周围或咽喉一过性感觉异常、感觉迟钝和感觉减退。偶尔可有急性咽喉感觉障碍，也可能因本体感觉缺失影响某些日常生活。

治疗：在临床上用奥沙利铂输注时应避免使用冰（黏膜炎预防措施），患者注意戴手套和穿袜子，避免接触凉的物品，禁冷食。该症状一般可逆。一些患者在终止奥沙利铂治疗后症状可能改善。

35. 不同化疗方式的目的

（1）新辅助化疗

新辅助化疗是指手术之前给予的化疗，新辅助化疗的主要作用是：①降低临床分期，将一部分不可切除或潜在可切除的肿瘤转化为可切除的肿瘤，提高手术切除率及减少手术损伤；②减少手术过程中肿瘤细胞的播散机会；③体内药物敏感性评估，为进一步的药物治疗提供重要指导。新辅助化疗策略已经广泛应用于局部晚期的乳腺癌、骨肉瘤、头颈鳞癌、结直肠癌和胃癌等。除了可提高局部晚期肿瘤的切除率，新辅助化疗还可以在不影响治愈的前提下，提高乳腺癌、骨肉瘤和头颈鳞癌患者的器官保全率和生活质量。

（2）辅助化疗

辅助化疗是指根治术后或放疗后给予的化疗。术后辅助化疗的优势在于，手术可以有效地降低体内肿瘤负荷，从而可能降低耐药细胞的发生率，提高化疗敏感性，并达到提高治愈率的目的。

（3）腹腔灌注化疗

腹腔灌注化疗是指把药物直接注射到腹腔内以杀灭肿瘤细胞或引起非特异性的腹膜炎症和纤维化。这反应腹腔内给药增加了局部药物的浓度，同时也减少了全身的毒性反应，是治疗恶性胸膜转移或受侵最常用的给药方式。腹腔给药一般选择局部刺激性相对较小的药物以减少腹痛和肠粘连等并发症。通常选择抗肿瘤药物如 DDP、5-FU、MMC 及白介素 2，需先将药物溶解于 30 ~ 50 mL 生理盐水中，再注入腹腔。

36. 胃癌不可切除病灶的同步放化疗

对于不可切除的胃癌患者，推荐给予同步放化疗。因为其在胃癌中的临床数据较少，因此可以借鉴食管癌相关的临床经验。化疗方案推荐包括 FOLFOX、氟尿嘧啶和顺铂、氟嘧啶（氟尿嘧啶或卡培他滨）和紫杉醇（2B 类）。在一项针对无法切除的食管癌患者的随机Ⅲ期临床试验中，FOLFOX 或氟尿嘧啶和顺铂同步放化疗被证明是有效的。一项Ⅱ～Ⅳ期食管癌患者的试验证实了 FOLFOX 联合放疗治疗的安全性和有效性。此外，患者可以接受氟嘧啶联合紫杉醇，这已经证明了在可切除的胃癌中产生病理缓解的有效性。在同步放化疗后，患者应重新分级，以确定是否可以接受手术。对于放化疗后可切除疾病的患者，手术是首选，而那些发现仍有不可切除疾病的患者，则应接受姑息治疗。胃癌的同步放化疗模式仍然在不断探索中。

参考文献

1. PARK Y H, LEE J L, RYOO B Y, et al. Capecitabine in combination with Oxaliplatin (XELOX) as a first-line therapy for advanced gastric cancer. Cancer Chemother Pharmacol, 2008, 61 (4): 623 – 629.

2. KANG Y K, KANG W K, SHIN D B, et al. Capecitabine/cisplatin versus 5-fluorouracil/cisplatin as first-line therapy in patients with advanced gastric cancer: a randomised phase Ⅲ noninferiority trial. Ann Oncol, 2009, 20 (4): 666 – 673.

3. VAN CUTSEM E, MOISEYENKO V M, TJULANDIN S, et al. Phase Ⅲ study of docetaxel and cisplatin plus fluorouracil compared with cisplatin and fluorouracil as first-line therapy for advanced gastric cancer: a report of the V325 study group. J Clin Oncol, 2006, 24 (31): 4991 – 4997.

4. ASSERSOHN L, BROWN G, CUNNINGHAM D, et al. Phase Ⅱ study of irinotecan and 5-fluorouracil/leucovorin in patients with primary refractory or relapsed advanced oesophageal and gastric carcinoma. Ann Oncol, 2004, 15 (1): 64 – 69.

5. SHITARA K, DOI T, DVORKIN M, et al. Trifluridine/tipiracil versus placebo in patients with heavily pretreated metastatic gastric cancer (TAGS): a randomised, double-blind, placebo-controlled, phase 3 trial. Lancet Oncol, 2018. 19 (11): 1437 – 1448.

6. BANG Y J, VAN CUTSEM E, FEYEREISLOVA A, et al. Trastuzumab in combination with chemotherapy versus chemotherapy alone for treatment of HER2-positive advanced gastric or gastro-oesophageal junction cancer (ToGA): a phase 3, open-label, randomised controlled trial. Lancet, 2010, 376 (9742): 687 – 697.

7. FUCHS C S, TOMASEK J, YONG C J, et al. Ramucirumab monotherapy for previously treated advanced gastric or gastro-oesophageal junction adenocarcinoma (REGARD): an international, randomised, multicentre, placebo-controlled, phase 3 trial. Lancet, 2014, 383 (9911): 31 – 39.

8. WILKE H, MURO K, VAN CUTSEM E, et al. Ramucirumab plus paclitaxel versus placebo plus paclitaxel in patients with previously treated advanced gastric or gastro-oesophageal junction adenocarcinoma (RAINBOW): a double-blind, randomised phase 3 tri-

al. Lancet Oncol, 2014, 15 (11): 1224 – 1235.

9. LI J, QIN S, XU J, et al. Apatinib for chemotherapy-refractory advanced metastatic gastric cancer: results from a randomized, placebo-controlled, parallel-arm, phase Ⅱ trial. J Clin Oncol, 2013, 31 (26): 3219 – 3225.

（郑希希　整理）

胃癌的靶向治疗

分子靶向治疗是在细胞分子水平上，针对已经明确的致癌位点，来设计相应的治疗药物，靶向药物进入体内会特异地选择致癌位点来相结合发生作用，使肿瘤细胞特异性死亡，而不会波及肿瘤周围的正常组织细胞。进入 21 世纪以来，胃癌的靶向治疗已取得了长足的进步；这些分子靶向治疗药物包括抗 HER2 治疗曲妥珠单抗、抗血管生成药物雷莫芦单抗和阿帕替尼，以及一些针对 EGFR、c-Met、VEGF、mTOR 等靶点的药物。

37. ToGA 研究使曲妥珠单抗成为晚期胃癌患者的一线治疗方案

ToGA 试验是一项国际多中心随机对照 Ⅲ 期临床研究，来自欧洲、拉丁美洲和亚洲多个中心，我国也有多家中心参与其中，这是首个靶向 HER2 的单抗药物用于晚期胃癌一线治疗的临床试验。研究结果表明，曲妥珠单抗联合化疗，疗效优于单纯化疗。ToGA 研究从 3807 例晚期胃癌患者中筛选入组了 594 例 HER2 免疫组化（+++）或 FISH 阳性患者，包括胃食管连接部和胃腺癌患者，随机分为联合治疗组（曲妥珠单抗联合顺铂及 5-FU 或卡培他滨）和单纯化疗组，共进行 6 个周期治疗，曲妥珠单抗持续应用至疾病进展。中位随访时间达到 17.1 个月，结果显示，中位 OS 联合治疗组较单纯化疗组显著延长（13.8 个月 *vs.* 11.1 个月，$P = 0.0046$），ORR 分别为 47.3% 和 34.5%（$P = 0.0017$），无症状的左室射血分数下降分别为 4.6% *vs.* 1.1%。其他安全性相似，症状性充血性心力衰竭两组没有差异。试验结果显示，胃癌患者的 HER2 表达率达到 22.1%，略低于乳腺癌，对于胃癌患者中表达 HER2 的亚群，曲妥珠单抗是一种新型有效、安全的治疗药物，首次在大样本胃癌临床研究中使晚期胃癌患者生存期超过 13 个月，并在个体化治疗层面开启了胃癌靶向治疗的新篇章。这一结果将使部分 HER2 高表达的患者有了更佳的选择，将成为胃癌个体化治疗的新标准（表 5）；另外，JACOB 试验（NCT01774786）是一个双盲、安慰剂对照、随机、多中心、国际三期临床试验，评估在曲妥珠单抗中加入帕妥珠单抗和化疗（卡培他滨和顺铂）一线治疗 HER2 阳性转移性胃癌/胃交界性食管癌的疗效和安全性。在曲妥珠单抗中加入帕妥珠单抗，进一步改善了 OS 和 PFS，且该方案具有可接受的安全性。

表5　ToGA 研究主要结果

TRIAL	REGIMEN	PHASE	LINE	研究终点	ORR（%）	OS（months）
ToGA	赫赛汀 + 化疗对比 *vs.* 安慰剂 + 化疗	Ⅲ期	一线	OS	47.3 *vs.* 34.5 *OR* = 1.70, *P* = 0.0017	13.8 *vs.* 11.1 *HR* = 0.74, 95% *CI* 0.60 ~ 0.91, *P* = 0.0046

TRIAL 为临床试验，REGIMEN 为入选方案，LINE 为治疗线。

38. 雷莫芦单抗和阿帕替尼等药物丰富了晚期胃癌患者的治疗方案

抗新生血管形成是目前胃癌治疗的重要研究方向，VEGF 及 VEGFR 抑制剂是主要的研究热点。目前治疗晚期胃癌的 VEGF 及 VEGFR 通路抑制剂包括雷莫芦单抗、阿帕替尼等，这些药物为晚期胃癌的治疗提供了更多可能性（图34）。

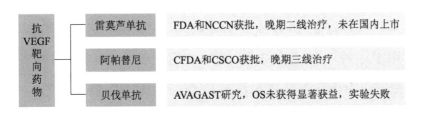

图34　抗 VEGF 靶向药物及获批情况

（1）雷莫芦单抗

雷莫芦单抗是一种新型人源化的 IgG1 单克隆抗体，通过特异性阻断细胞外 VEGFR-2 及下游血管生成相关通路发挥其生物学效应。关于雷莫芦单抗进行的两项Ⅲ期临床试验 REGARD 和 RAIN-BOW 研究都提示其在进展期胃癌的二线治疗中可延长患者的 OS，由此揭开了 VEGFR 单克隆抗体应用于晚期胃癌的序幕。

REGARD 研究结果表明，在 HER-2 过表达晚期胃癌的二线治疗中，与安慰剂相比较，雷莫芦单抗患者的中位 OS 得到改善（5.2 个月 *vs.* 3.8 个月，$P < 0.05$），达到了该试验的主要终点。不良反应方面，雷莫芦单抗组高血压发生率要高于对照组（16%：8%，$P < 0.05$），而其他不良反应发生率则无统计学意义。基于这项研究，美国食品药物监督管理局（food and drug administration，FDA）于 2014 年 4 月批准雷莫芦单抗用于一线化疗失败的晚期胃癌或胃食管结合部腺癌。

之后 Wilke 等完成的 RAINBOW 试验同样观察到，在晚期胃癌的二线治疗中，紫杉醇联合雷莫芦单抗方案 *vs.* 紫杉醇方案，紫杉醇联合雷莫芦单抗方案患者的中位 OS 延长（9.6 个月 *vs.* 7.4 个月，$P = 0.02$）。于 2014 年 11 月，FDA 批准雷莫芦单抗联合紫杉醇用于治疗一线含铂和 5- 氟尿嘧啶治疗失败的进展期胃癌，NCCN 指南中也将雷莫芦单抗联合紫杉醇作为胃癌二线治疗首选方案进行推荐，证据水平为 1 级。

关于雷莫芦单抗胃癌治疗一线探索的试验有 RAINFALL 试验（雷莫芦单抗 + FLP 方案 *vs.* FLP + 安慰剂）。RAINFALL 试验为国际性的随机Ⅲ期临床试验，完成了对雷莫芦单抗联合氟嘧啶和顺铂一线治疗胃食管腺癌的研究。这项试验随机抽取 645 例患者，接受卡培他滨和顺铂联合雷莫芦单抗（$n = 326$ 例）或安慰剂（$n = 319$ 例）。结果显示，接受雷莫芦单抗治疗的患者 PFS 明显长于接受安慰剂治疗的患者；然而，加用雷莫芦单抗对中位数 OS 无明显改善（11.2 *vs.* 10.7 个月；$P = 0.68$；*HR*：0.96；95% *CI* 0.80 ~ 1.16）。最常见的 3 级以上不良反应为嗜中性粒细胞减少、贫血和高血压。由于 OS 未见优势，故目前尚缺乏足够的证据证明雷莫芦单抗可应用于胃癌一线治疗中。

综上所述，Ramucirumab 是一种完全人源化的抗 VEGFR2 的单克隆抗体，是一种二线治疗药物，常用于晚期胃食管癌患者，毒性反应可控。RAINBOW 试验显示，二线的 Ramucirumab 联合紫杉醇治疗晚期胃/胃食管交界区癌，与安慰剂联合紫杉醇治疗相比，延长了 OS 及 PFS。

（2）阿帕替尼

阿帕替尼是一种口服的 VEGFR-2 小分子抑制剂，目前正在多种肿瘤类型中进行研究。它不仅与 VEGFR-2 位于细胞膜内侧的 ATP 结合位点特异性结合（图 35），而且还针对 Ret、c-kit 和 c-src，以及 PDGFR 等多个靶点有治疗效果。尽管文献报道，肿瘤细胞磷酸化、VEGFR-2 表达水平与高血压均是预示依赖 VEGF 晚期乳腺癌抗血管生成治疗是否有效的潜在生物标志物，但是由于 p-VEGFR2 水平未能临床常规检测等，以及在血管生成旺盛的肿瘤（胃癌、肝癌、三阴性乳腺癌等）中，阿帕替尼有效率仍然不高，使得阿帕替尼应用受限。而且，阿帕替尼有不可避免的不良反应，也使得患者依从性下降。2014 年公布的一项用阿帕替尼 500 mg/d 治疗晚期 TNBC 的 Ⅱ 期临床研究显示：在用阿帕替尼 500 mg/d 治疗过程中，超过 1/3 患者达到 3 级高血压，24% 的患者为 3 级手足皮肤反应。3 ~ 4 级血液学毒性包括血小板减少（13.6%）、白细胞减少（6.8%）、中性粒细胞减少（3.4%）、贫血（1.7%）。在晚期胃癌中，即使采用阿帕替尼标准剂量（850 mg/d）治疗，其高血压、心脑血管病并发症、肝功能异常、消化道出血等严重不良事件发生率也明显升高。因此，降低阿帕替尼不良反应也是目前治疗不可忽视的问题。

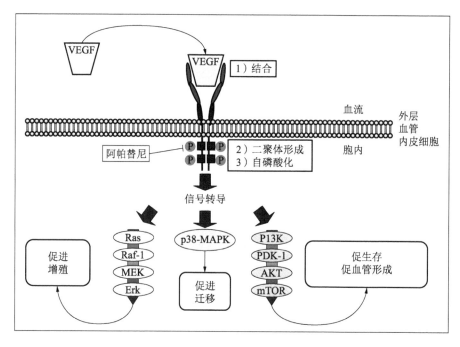

图35 阿帕替尼作用机制示意（彩图见彩插10）

阿帕替尼是我国自主研发的第一个被证实在晚期胃癌治疗中安全、有效的小分子抗血管生成靶向药物。文献报道了一项关于二线以后阿帕替尼治疗转移性胃癌患者的多中心、随机、双盲Ⅲ期试验（NCT01512745）。研究结果显示，与安慰剂组相比，阿帕替尼组患者中位 OS 延长（6.5 个月 $vs.$ 4.7 个月，$P = 0.02$），中位 PFS 有所延长（2.6 个月 $vs.$ 1.8 个月，$P < 0.001$）。最常见的 3~4 级不良反应手足综合征、蛋白尿、高血压等耐受性较好。中国原国家食品药品监督管理局于 2014 年 10 月批准阿帕替尼用于治疗二线后转移性胃癌。

新生血管形成是肿瘤生长的前提条件，也是促进肿瘤转移的重要因素，抗血管生成已成为目前肿瘤治疗的重要方向。在晚期胃癌的治疗中，VEGF 及 VEGFR 抑制剂已经陆续取得成功。其他的抗血管生成药物瑞戈非尼、阿昔替尼等也证实了在晚期胃癌中有一定作用，但仍需进一步的临床试验及相关证据来证明其安全性及有效性。期待未来能够开展更多的大型临床研究，以进一步拓宽现有的用药思路，探索胃癌分子靶向治疗的更多可能性。

39. 在胃癌和乳腺癌中抗 HER-2 治疗疗效存在明显差异，如何解释这个问题？

HER2/neu 蛋白通常只在胎儿时期表达，成年以后只在极少数组织内低水平表达。然而在多种人类肿瘤中却过度表达，如乳腺癌、胃癌等。在胃癌细胞上 HER2/neu 蛋白主要定位在细胞膜上，少量表达在细胞质中。在胃癌中，常见 *HER2/neu* 基因扩增和 RNA 及蛋白质的过度表达，但在所有非胃癌组织中均检测不到，表明 HER2/neu 蛋白在胃癌的发生、发展和侵袭性转移性上发挥着重要作用。随着基础医学的发展，细胞内的信号传导通路在胃癌和乳腺癌的发生、发展、诊断和治疗方面的意义得到了广泛关注，其中 EGFR 通路也是影响肿瘤的重要通路，EGFR 属于酪氨酸激酶受体家族，主要存在上皮组织细胞表面，包括 HER1、HER2、HER3 和 HER4 等成员，其中 HER2 是原癌基因 *HER2/neu* 编码的一种分子量为 185 kD 跨膜糖蛋白 p185，*HER2* 基因扩增与增加细胞分化、局部及远处转移、迁移、减少细胞凋亡、加快血管发生、肿瘤侵袭、密切相关。基础研究表明 HER2 的过量表达可促进肿瘤细胞的转移，一方面通过调节上皮细胞钙黏蛋白等黏附因子的表达来促进迁移；另一方面可启动多种转移机制来加快肿瘤细胞转移。

研究表明，25% ~ 30% 的浸润性乳腺癌和 10% ~ 23% 胃癌（包括胃食管结合部腺癌）患者有 *HER2* 基因扩增或蛋白过表达，但是具体的表达对比情况还不明确。因此准确地检测 HER2 状态不仅能为乳腺癌和胃癌患者的预后提供依据，而且是有效治疗乳腺癌和胃癌的前提。

尽管抗 HER2 治疗已在部分 HER2 突变的乳腺癌、肺癌和宫颈癌患者中显示出良好的临床效果，但同样的治疗方法在膀胱癌和直肠癌等其他类型的肿瘤中大多无效；在胃癌及乳腺癌中的疗效也存在区别。

1）不同组织学类型胃癌 HER2 表达率不同，对 HER2 反应性不同，影响总体有效率。HER2 阳性率随组织学亚型（肠型、弥漫型）不同而有区别；即不同组织学类型的胃癌细胞 HER2 过表达率比例存在差异；一般认为肠型胃癌阳性率高于弥漫型。

2）对于 HER2 过表达型乳腺癌 HER2 扩增可能为其主要的增生信号通路，而 HER2 扩增胃癌除了 HER2 增生信号通路外，还存在其他增生信号通路，只抑制 HER2 不能完全控制肿瘤增长。

HER2/neu 蛋白由胞外的配体结合区、单链跨膜区及胞内的蛋白酪氨酸激酶区三部分组成，由于目前尚未发现能与 HER2/neu 蛋白直接结合的配体。其主要通过与家族中其他成员包括 EGFR（HER1/erbB1）、HER3/erbB3 或 HER4/erbB4 形成异二聚体而与各自的配体结合。HER2/neu 蛋白常为异二聚体首选伴侣，且活性常强于其他异二聚体。当与配体结合后，主要通过引起受体二聚化及胞浆内酪氨酸激酶区的自身磷酸化，激活酪氨酸激酶的活性。现已证实，HER2 的过度表达可潜在激活 EGFR 的信号通路，同时可促进 EGFR 介导的转化和肿瘤的发生。HER2/neu 蛋白介导的信号转导途径主要有 Ras/Raf/MAPK 途径、PI3K/Akt 途径、STAT 途径和 PLC 通路等。

HER2/neu 蛋白在胃癌中的表达情况及影响因素与乳腺癌不

同，具有组织异质性，为胃癌和乳腺癌中抗 HER-2 治疗疗效存在明显差异的原因之一。曲妥珠单抗对 HER2 阳性肿瘤有显著疗效，但全面实施抗 HER2 治疗的旅程才刚刚开始。虽然曲妥珠单抗在 ToGA 研究中取得巨大成功，然而在其他临床试验中，却明显未给胃癌患者带来获益（表6）。相比乳腺癌，晚期胃癌细胞异质性更强，曲妥珠单抗更容易出现效果差，甚至耐药等情况（耐药机制与胃癌组织细胞异常表达 EGFR、c-Met、mTOR 等其他靶点均有关）。

表6 HER2 抑制剂治疗晚期 HER2 阳性胃癌的主要阴性结果

TRIAL	REGIMEN	PHASE	LINE	研究终点	OS（months）
LOGiC	Lapatinib + 化疗对比安慰剂 + 化疗	Ⅲ期	一线	OS	12.2 *vs.* 10.5；*HR* = 0.91；*P* = 0.3492
TyTAN	紫衫 + Lapatinib 对比安慰剂 + 紫衫	Ⅲ期	二线	OS	11.0 *vs.* 8.9；*HR* = 0.84；*P* = 0.2088
GATSBY	TDM-1 对比化疗	Ⅲ期	二线	OS	7.9 *vs.* 8.6；*HR* = 1.15；*P* = 0.86

40. EGFR、c-Met、VEGF、mTOR 等其他靶点的药物有什么最新进展？

（1）恶性肿瘤最根本的特征为转移，该特征是将恶性肿瘤患者引向死亡的重要因素，是影响手术切除效果及术后预后效果的关键因素。现代肿瘤学认为，恶性肿瘤的发生、发展不仅与肿瘤细胞增生有关，还与信号传导通路的变化有关。EGFR 家族是癌症发生和发展相关的重要信号调节因子，EGFR 是一种细胞表面受体，主要表达于上皮组织细胞。针对 EGFR、c-Met、VEGF、mTOR 等其他靶点的药物包括 EGFR 抑制剂、血管生成抑制剂、mTOR 抑制剂、细胞周期抑制剂和基质 MMP 抑制剂、c-Met 抑制剂、NTRK 抑制剂等。

Erbb 家族由 Erbb-1（HER1 或 EGFR）、Erbb-2（HER2）、Erbb-3（HER3）和 Erbb-4（HER4）四个密切相关的成员组成，它们在肿瘤的生长、增生和迁移过程中起着重要的调节作用。特别是，Erbb 信号网络由几个相互重叠和相互关联的模块组成，包括磷脂酰肌醇 3-激酶（PI3k）/Akt（PKB）通路、Ras/Raf/MEK/ERK1/2 通路和磷脂酶 C（PLC）通路。PI3k/Akt 通路在细胞存活中起重要作用，Ras/ERK1/2 和 PLC 通路参与细胞增生。这些 Erbb 信号通路影响血管生成、细胞黏附、细胞运动、发育和器官发生。EGFR 在27%～64% 的胃肿瘤中过表达，其作为癌基因在这种恶性肿瘤中的作用是众所周知的。然而，对于 EGFR 状态在胃癌患者中的预后价值还没有普遍的共识。一些作者认为，高 EGFR 基因扩增与较差的结果相关，而其他人支持相反的结果。此外，2013 年的荟萃分析比较了对总共1600 例患者进行的 5 项不同研究的结果，得出结论认为 EGFR 表达并不是晚期胃癌生存率的独立预测因子。

抑制表皮生长因子受体最常用的方法是使用单克隆抗体。西妥昔单抗是一种嵌合单克隆抗体（IgG1），能够结合人类 Egfr 的细胞外区域，诱导其内化、下调和降解。然而，西妥昔单抗组在 PFS 或 OS 方面没有观察到好处。

另一种用于抑制 EGFR 的抗体是 Panitumumab（Vectibix），它是第一种完全针对 EGFR 的人 IgG2 单克隆抗体。采用随机、开放、多中心临床试验研究表柔比星、奥沙利铂和卡培他滨联合帕尼单抗（Panitumumab）治疗或不联合帕尼单抗治疗晚期胃食管癌的疗效（Real-3 研究）。这项临床试验的结果并没有显示出 panitumumab 治疗组的任何好处，部分原因可能是减少了联合用药的化疗剂量，研究被提前中断了。在 Acosogz4051 的 II 期研究中，有潜在可切除性疾病的患者接受新辅助化疗药物多西他赛、顺铂和帕尼妥单抗联合放射治疗。然而，多种药物组合的活性被观察到的显著毒性所超过，同时也未能给患者带来获益。

尼妥珠单抗（Nimotuzumab）是一种针对 EGFR 的人源化治疗单克隆抗体。目前正在进行 II 期临床试验，以评估在一线治疗失败的复发性或转移性 EGFR 过表达的胃腺癌患者中，于伊立替康中加入 Nimotuzumab 的疗效和安全性。此外，作为第二个研究终点及研究目标，将研究 Nimotuzumab（泰欣生）对胃癌疗效的生物标志物。瓦利替尼（Varlitinib）（又名 Aslan001）是一种小分子的、具有三磷腺苷的 EGFR、HER2 和 HER4 竞争性抑制剂，为多靶点小分子 TKIs。另一个 Ⅱ 期临床试验正在进行，以确定 Varli-tinib 联合 mFolfox6 治疗胃癌的安全性和有效性。

在过去的几年中，已经进行了一些使用 Erbb 受体家族靶向治疗策略的临床试验，并取得了不同的结果。Toga 研究为 Erbb 受体家族靶向治疗的应用铺平了道路，表明曲妥珠单抗可以提高 HER2 过度表达的进展期胃癌患者的生存率。这种单克隆抗体现在被认为是这部分 HER2 过度表达患者的标准一线治疗。另一方面，针对 EGFR 的药物并没有重复早期临床试验中看到的令人鼓舞的结果。类似的 lapatinib 是一种 EGFR 的双重 TKI 和 HER2 药物，在参加两个大规模Ⅲ期临床试验的患者身上都没有效果。这些药物的适度疗效可能归因于获得性耐药或与已知的细胞毒药物不匹配的组合。此外，迄今为止收集到的直接靶向于 HER3 的分子药物的临床数据表明，这些药物治疗胃癌的潜力有限。然而尽管遇到多重困难及失败，EGFR 抑制剂用于晚期胃癌治疗的一些临床试验仍在积极进行中。

DM1 由曲妥珠单抗和小分子细胞毒素 DM1 耦联而成；需要指出的是，耦联药物 T-DM1 在其临床Ⅱ、Ⅲ期试验中，并没有显示出其比紫杉醇类单药治疗更有优势。

此外，抗 EGFR 治疗剂还包括小分子 EGFR 酪氨酸激酶抑制剂（epidermal growth factor receptor tyrosine kinase inhibitors，EGFR-TKI）。虽然在胃食管交界腺癌中厄洛替尼的客观缓解率可达 9%，但厄洛替尼在胃癌中没有被发现有明显缓解病情的作用，且为阴性结果。

总之，以 EGFR 为代表的 ErbB 家族是一种多功能受体跨膜糖蛋白，是生长因子受体酪氨酸激酶家族的成员。EGF 是 EGFR 的特异配体，它通过结合和磷酸化酪氨酸激动受体来激活受体。因此，在胃癌的分子靶向治疗过程中，EGFR 受体的激活可以作为靶点抑制肿瘤的增生、侵袭和远处转移。主要的抗 EGFR 治疗剂主要包括抗 EGFR 单克隆抗体；然而，研究表明抗 EGFR 单克隆抗体对患者无益；EGFR 表达水平也与疗效无关（图 36）。

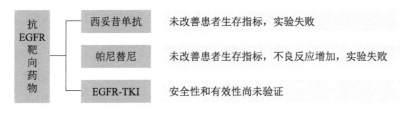

图 36　抗 EGFR 靶向药物临床试验情况

（2）抗 c-Met 靶向治疗：高质量的临床前和临床研究表明，HGF 与其受体（c-Met）结合，激活下游通路，在胃癌细胞生长、存活和侵袭中起着关键作用。特别是，HGF/c-Met 信号通路的异常激活与胃癌的不良临床结果有关，且晚期胃癌基因组扩增结果显示 c-Met 存在大概 4% 的扩增率，均提示 c-Met 的治疗潜力；这些都大大刺激了一系列 c-Met 靶向药物的开发和评估。目前抗 c-Met 靶向药物有大分子抗体及小分子 TKIs 两种。

Onartuzumab 是一种与 c-Met 胞外区结合的人源化单克隆抗体。一项双盲、安慰剂对照、随机的 II 期研究评估了改良 Folfox6 联合 Onartuzumab 治疗转移性、HER2 阴性的晚期胃食管癌患者的疗效和安全性；然而，接下来的随机三期临床研究显示，在 HER2 阴性和 c-Met 阳性的晚期胃癌患者中，添加 Onartuzumab 到 mFolfox6 后，平均 OS 持续时间没有显著改善。另一方面，Abt-700 是一种人源化的抗 c-Met 单克隆抗体，在 c-Met 扩增的人类异种移植瘤中具有显著的临床前活性。DN-30 也是抗 c-met 单克隆抗体；根据 I 期临床试验研究的结果其均有抗胃癌活性。相关临床试验正在积极进行中。

选择性抗 c-Met 小分子 TKIs 如 Amg-337 是一种口服抑制剂，选择性地结合 c-Met 并抑制 c-Met 信号通路。一项关于 Amg-337 的 II 期研究证明了 Amg-337 的安全性和耐受性。另一项正在进行的 II 期试验研究测试了 Amg-337 联合 mFolfox6 在 c-Met 阳性晚期胃或食管癌患者中的作用。此外，Inc280 是一种口服的小分子酪氨酸激酶抑制剂（c-Met 抑制剂），目前正在进行的 I b 期临床试验阶段正在评估 Inc280 的疗效和安全性，Inc280 联合西妥昔单抗治疗 c-Met 阳性的转移性胃结肠癌正在进行中。

（3）VEGF 相关靶向治疗，肿瘤生长对血管有明显的依赖性；肿瘤生长出新的血管以从宿主那里获取营养，这也增强了肿瘤向远处转移的能力。在大多数实体肿瘤中，血管生成、转移与 VEGF 通路的活性密切相关。了解这一通路对于开发针对 VEGF 的药物至关重要，包括针对 VEGF 或 VEGFR 的中和抗体，以及针对 VEGFR 的靶向 TKIs。贝伐单抗是一种重组人源化单克隆抗体，通过抑制 VEGF 起作用。贝伐珠单抗作为抗血管生成药物中的经典药物在胃癌中研究失败还是很令人惋惜的，贝伐珠单抗联合化疗治疗晚期胃癌的 AVAGAST 试验中，主要研究终点 OS 为 12.1 m *vs.* 10.1 m（$P = 0.1002$），无统计学意义，未到达研究终点，但其 PFS 结果为 6.7 m *vs.* 5.3 m（$P = 0.0037$）和客观缓解率方面有显著性获益。

舒尼替尼是一种酪氨酸激酶抑制剂，以 VEGFR 为靶点，抑制 VEGFR、RAF、血小板衍生生长因子 β 受体、成纤维细胞生长因子受体和 c-KIT 通路。索拉非尼是一种靶向 RAF 和其他酪氨酸激酶的多激酶抑制剂，舒尼替尼和索拉非尼均为在晚期胃癌中有效的小分子 TKIs 抑制剂。Sun 等报道了索拉非尼可以抑制各种胃癌细胞的生长和血管生成。索拉非尼联合顺铂或多西他赛二线治疗 44 例进展期胃癌，中位 PFS 为 5.8 个月，中位无进展期为 13.6 个月。

雷莫芦单抗和阿帕替尼等药物也丰富了晚期胃癌患者的治疗方案：虽然目前尚缺乏足够的证据证明雷莫芦单抗可应用于胃癌一线治疗中。然而 FDA 已经批准雷莫芦单抗联合紫杉醇用于治疗一线含铂和 5-氟尿嘧啶治疗失败的进展期胃癌。中国原国家食品药品监督管理局也于 2014 年 10 月批准阿帕替尼用于二线治疗后的转移性胃癌。另外，在晚期胃癌中，阿帕替尼与化疗联合，阿帕替尼与抗 PD-1 抗体的免疫治疗的联合治疗临床也正在积极研究随访中。

（4）以依维莫司为代表的 mTOR 抑制剂及其他几种 mTOR 抑制剂正在积极调查研究中。PI3K/Akt/mTOR 信号通路与肿瘤关系密切，胃癌中 PI3K/Akt/mTOR 信号通路有频繁的异常表达和 VEGF 的显著表达，提高了靶向这一途径以增强化疗反应的可能性。

mTOR 也是 PI3K/Akt/mTOR 信号通路的关键蛋白激酶，主要调节肿瘤细胞的生长、增生、存活和血管生成等生物学作用。该通路中异常激活的磷酸化 mTOR（p-mTOR）调节两条不同的下游通路：核糖体 S6 蛋白激酶 1（S6 kinase-1，S6K1）和真核生物始动因子 4E 结合蛋白 1（4E binding protein 1，4EBP1）。mTOR 激活后可使 S6K1 和 4EBP1 蛋白磷酸化，可促进 mRNA 的翻译，从而表达大量促进细胞生长增生的相关蛋白，导致其在多种恶性肿瘤细胞中高度表达。因此，目前该通路已经成为肿瘤治疗研究的新兴靶点。另外，PI3K/Akt/mTOR 也是 VEGF 的下游靶分子之一，VEGF 与 VEGFR2 相结合，通过激活 PI3K/Akt/mTOR 激酶途径，诱导内皮细胞的增生、迁移。

尽管在早期临床试验中 mTOR 具有有趣的活性，但在二线或三线治疗中，与安慰剂相比，依维莫司没有显示出生存效益。虽然依维莫司的安全性与其他癌症中的安全性一致，但是文献报道，与最佳支持治疗相比，依维莫司也并没有显著提高进展期胃癌的总体生存率。

另外需要指出的是，MK-2206 属于小分子 Akt 抑制剂，2019年的一项评估 MK-2206 和羟氯喹在晚期实体肿瘤患者中的 I 期临床试验发现，MK-2206 对胃癌有一定的抗癌活性；故目前针对 MK-2206 的临床 II 期试验正在进行。

（5）NTRK 抑制剂目前在晚期胃癌的治疗中引起了广泛的关注；针对 NTRK1/NTRK2/NTRK3 融合的晚期胃癌患者，有效率高达 45%～76%，目前 NCCN 指南已经推荐用于晚期胃癌的二线治疗。

（6）*FGFR2* 基因扩增在胃癌患者中的频率为 4%～6%，一般携带 *FGFR2* 突变的患者预后往往不好。虽然 FGFR2 抑制剂帕纳替尼、多韦替尼和 AZD4547 在体外展示出对 FGFR2 扩增的细胞系有抑制作用；然而多项临床试验却并未发现 FGFR2 抑制剂能带来 PFS 等获益。

（7）JAK2 抑制剂：JAK2 可能与胃癌的发生、发展有关，JAK2 激酶小分子抑制剂可能用于胃癌的临床治疗，然而其抑制剂 AZD1480 目前还处于临床 I 期实验阶段。

（8）PARP 抑制剂，针对 BRAC1/2 突变的患者，PARP 抑制剂 SC10914 在胃癌中显示出一定的抗肿瘤作用，但其明确的疗效预测标志物尚有待深入挖掘（图 37）。

总体而言，胃癌靶向治疗相比其他肿瘤起步较晚，ToGA 研究成功地给肿瘤学界带来了很大的振奋，但随后开展的临床研

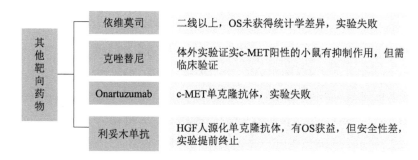

图 37　其他靶向药物实验情况

究大部分均未取得满意的结果。胃癌高度异质性的恶性生物学行为给其靶向治疗带来了很大困难，回顾近些年研究，凡是以宽松条件入组的胃癌晚期患者的研究绝大部分都以失败而告终。因此根据患者病例特征、分子预测标志物选择合适入组的患者进行临床研究应该是重要发展方向。尽管近年来在晚期胃癌的靶向治疗方面有所突破，但仍有许多问题等待解决，且随着免疫治疗蓬勃发展，免疫和信号通路靶向药物又会擦出怎样的火花？这些挑战均需在胃癌的病因学、分子诊断学等领域进一步探索与研究，需要更多的临床试验来证明不同靶向药物的疗效及安全性，才能帮助每一个晚期胃癌患者选择自己最适合的治疗方案。

参考文献

1. VAN CUTSEM E, SAGAERT X, TOPAL B, et al. Gastric cancer, Lancet, 2016, 388（10060）: 2654 - 2664.

2. BANG Y J, VAN CUTSEM E, FEYEREISLOVA A, et al. Trastuzumab in combination with chemotherapy versus chemotherapy alone for treatment of HER2-positive advanced gastric or gastro-oesophageal junction cancer (ToGA): a phase 3, open-label, randomised controlled trial. Lancet, 2010, 376 (9742): 687 – 697.

3. WILKE H, MURO K, VAN CUTSEM E, et al. Ramucirumab plus paclitaxel versus placebo plus paclitaxel in patients with previously treated advanced gastric or gastro-oesophageal junction adenocarcinoma (RAINBOW): a double-blind, randomised phase 3 trial. Lancet Oncol, 2014, 15 (11): 1224 – 1235.

4. VAN CUTSEM E, MURO K, CUNNINGHAM D, et al. Biomarker analyses of second-line ramucirumab in patients with advanced gastric cancer from RAINBOW, a global, randomized, double-blind, phase 3 study. Eur J Cancer, 2020, 127: 150 – 157.

5. FUCHS C S, TOMASEK J, YONG C J, et al. Ramucirumab monotherapy for previously treated advanced gastric or gastro-oesophageal junction adenocarcinoma (REGARD): an international, randomised, multicentre, placebo-controlled, phase 3 trial. Lancet, 2014, 383 (9911): 31 – 39.

6. 闫振宇, 买春阳, 高鹏, 等. Her2 在乳腺癌和胃癌中表达的临床意义. 中国免疫学杂志, 2016, 32 (6): 858 – 862.

7. FANOTTO V, ONGARO E, RIHAWI K, et al. HER-2 inhibition in gastric and colorectal cancers: tangible achievements, novel acquisitions and future perspectives. Oncotarget, 2016, 7 (42): 69060 – 69074.

8. ANESTIS A, ZOI I, KARAMOUZIS M V. Current advances of targeting HGF/c-Met pathway in gastric cancer. Ann Transl Med, 2018, 6 (12): 247.

9. SONG Z, WU Y, YANG J, et al. Progress in the treatment of advanced gastric cancer. Tumour Biol, 2017, 39 (7): 313 – 338.

10. ROVIELLO G, RAVELLI A, POLOM K, et al. Apatinib: a novel receptor tyrosine kinase inhibitor for the treatment of gastric cancer. Cancer Lett, 2016, 372 (2): 187 – 191.

11. LI J, QIN S, XU J, et al. Apatinib for chemotherapy-refractory advanced metastatic gastric cancer: results from a randomized, placebo-controlled, parallel-arm, phase Ⅱ

trial. J Clin Oncol, 2013, 31 （26）: 3219 – 3225.

12. OHTSU A, AJANI J A, BAI Y X, et al. Everolimus for previously treated advanced gastric cancer: results of the randomized, double-blind, phase Ⅲ GRANITE-1 study. J Clin Oncol, 2013, 31 （31）: 3935 – 3943.

13. SEYFRIED T N, FLORES R E, POFF A M, et al. Cancer as a metabolic disease: implications for novel therapeutics. Carcinogenesis, 2014, 35 （3）: 515 – 527.

（马颖杰　整理）

胃癌的免疫治疗

41. 免疫治疗的前世今生与自身特点

由于肿瘤化疗已达到瓶颈，晚期胃癌的治疗现状为：发展相对缓慢，更具挑战性，晚期或复发性胃癌目前尚无全球统一的标准方案（图38、图39）。研究人员探寻其他方法治疗胃癌。肿瘤的免疫治疗就是通过调节免疫系统达到重启、维持或部分维持机体正常的抗肿瘤功能，进而达到控制或清除肿瘤细胞的一种新兴治疗方式。近几年来随着免疫治疗中的 CAR-T 与免疫检查点抑制剂的"井喷"式发展，肿瘤免疫治疗成了肿瘤防治中最炙手可热的研究方向。在正常生理条件下，免疫系统可以识别、消灭肿瘤微环境中的异型性细胞。在漫长的与免疫系统的斗争中，肿瘤细胞利用不同的免疫学原理，使正常免疫系统受到抑制，进而减少了对肿瘤细胞的监视与杀伤，这种行为被称为肿瘤细胞的免疫逃逸。对于不同类型肿瘤的不同发展阶段而言，进行免疫逃逸的原理和机制可能是不一致的。目前肿瘤免疫治疗的相关研究显示，在肺癌、胃癌、肝癌、结肠癌及乳腺癌等实体瘤中，以及淋巴瘤、白血病等非实体瘤中免疫治疗展现出了强大的杀瘤能力，且是目前抗肿瘤领域中最具完全治愈肿瘤潜力的发展方向。

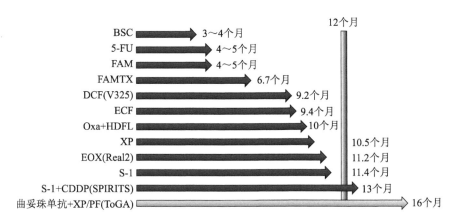

图38　晚期胃癌治疗的化疗瓶颈

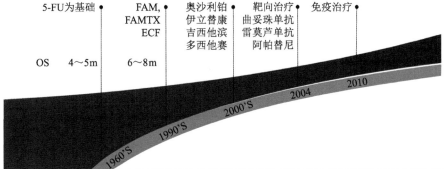

FAM：5-氟尿嘧啶、丝裂霉素、阿霉素；FAMTX：甲氨蝶呤、氟尿嘧啶、阿霉素；
ECF：表柔比星、顺铂、氟尿嘧啶。

图39　晚期胃癌的治疗历程演变

目前免疫治疗与靶向治疗、生物治疗等概念经常被混淆。

靶向治疗是指被赋予了靶向（Targeting）能力的药物或其制剂用于治疗的过程。目的是赋予药物或载体能靶向特定的病变部位或抗原，并在靶点处蓄积或释放有效成分。靶向制剂相对于常规化疗而言，可以使药物在目标局部富集形成相对较高的工作浓度，从而在提高靶点药效的同时降低全身的毒副作用，减少药物对正常组织细胞（循环系统、神经系统、生殖系统等）的损害。生物治疗指的是各种生物制品为治疗药物的疗法。抗体类药物本质上都属于广义上的靶向治疗。免疫治疗、靶向治疗、生物治疗三者交叉复杂，确实存在许多交集，但本质上三者的定义已经属于不同的层面，使用术语需要行业规范。

广义的免疫治疗包括生物制剂、抗体类药物、肿瘤疫苗、细胞治疗、溶瘤病毒和小分子抑制剂等。1890 年美国的外科医生威廉·科利（William Coley）在对病历查阅时发现肉瘤患者在感染链球菌后肿瘤被治愈。后来科利把体外扩获得的链球菌培养液注射给 4 名肉瘤患者进行试验，其中两人痊愈，此药史称"科利霉素（Coley's Toxins）"，也是公认的肿瘤免疫治疗的开山之作。1984 年美国人 Rosenberg 通过大剂量的白介素-2（interleukin-2，IL-2）将黑色素瘤患者治愈，首次将人类细胞成分类药物成功用于肿瘤治疗。1997 年 Roche 公司的利妥昔单抗（美罗华）被用于治疗 $CD20^+$ 的 B 细胞淋巴瘤，开启了抗体类药物治疗肿瘤的新纪元。

目前免疫治疗中应用最广泛的就是抗体类药物。抗体类药物是通过细胞工程与基因工程为主要技术方式生产的一类药物，以单克隆抗体为主。单克隆抗体是单个克隆细胞株产生的抗体，具有高度的均一性，可结合一个或几个特异性靶点。单克隆抗体最早是通过杂交瘤技术来生产的，但目前临床使用的抗体绝大多数为中华仓鼠卵巢细胞（chinese hamsters ovary，CHO）表达系统所产生。目前抗体有常规结构抗体、双特异性、纳米抗体三大类结构。其中在常规结构抗体中一般为 IgG 类型。治疗采用的抗体药物一半以上是 IgG1 亚型，而靶点阻断剂常选用 IgG4 类型抗体。双特异性抗体含 2 个/多个结合靶点的结构，因此可以同时结合一个抗原的 2 个表位，或同时结合 2 种不同抗原的表位。双特异性抗体结构学发展迅速，目前 BiTE、Trimab、iTAB、YBODY、tand-Ab 等结构较多。纳米抗体最早是在骆驼体内发现的先天缺失轻链的重链抗体，人工参考其原理后设计出只有重链可变区（VH）的抗体，由于其分子量很小，故称为纳米抗体（nanobody）。纳米抗体是目前已知的最小的功能性抗原结合片段，其具有相对分子量小、结构简单，以及组织/屏障穿透力强、稳定性高等诸多优势。抗体类药物根据属种来源又可分类为 4 类：鼠源化单抗、人鼠嵌合单抗、人源化单抗、全人源单抗。

免疫检查点分子（Immune checkpoint molecules）是指人免疫细胞或其他体细胞表达的可调控免疫应答持久性，同时可保持自我耐受性的生物大分子物质。免疫检查点有刺激性、抑制性两种。狭义上的肿瘤免疫治疗指的就是抑制性免疫检查点的抑制剂，而且到目前为止上市药物靶点集中在抑制性检查点分子，全部都是抗体类药物。抑制性检查点分子（Inhibitory checkpoint molecules）包括 CTLA-4、PD-1/PD-L1、BTLA、LAG3、Tim-3、VISTA、A2AR 等。其中 CTLA-4、PD-1/PD-L1 这两组靶点都有上市药物。

研究发现，免疫检查点与肿瘤免疫逃逸机制高度相关，多种肿瘤细胞通过抑制性免疫检查点可削弱免疫系统的抗肿瘤功能，进而保护肿瘤细胞避免/减少遭受免疫系统的打击。抑制性检查点中以 CTLA-4、PD-1、PD-L1 三个靶点为代表，三种靶点均有抗体类药物上市，并在实体瘤中取得较好的临床治疗效果。多项已上市或处于临床试验阶段的药物适应证也在不断扩大，联合常规化疗治疗的肿瘤类型日益增多，免疫检查点相关药物的发展方兴未艾，值得重点关注。有多个临床研究证实了免疫治疗的作用。

表 7 是药物临床试验登记与信息公示平台可查询的 CTLA-4、PD-1、PD-L1 三种靶点的临床试验相关信息。分析内容，绝大多数免疫检查点靶点的申请适应证都是恶性肿瘤中的实体瘤类别，只有两项与类风湿关节炎、器官移植排斥有关。在所有临床试验中明确胃癌或以实体瘤为适应证的占比超过 50%。

表 7　CTLA-4、PD-1、PD-L1 三种靶点的临床试验相关信息

登记号	药物名称	适应证	试验通俗题目
CTR20200184	AK104 注射 AK104 注射	局部晚期不可切除或转移性高度微卫星不稳定型（MSI-H）或错配修复缺陷型（dM-MR）实体瘤	PD1/CTLA4 双抗 AK104 治疗局部晚期不可切除或转移性 MSI-H/dMMR 实体瘤
CTR20200170	IBI310 注射剂	极高危（ⅢB～Ⅳ期）肢端型黑色素瘤术后辅助免疫治疗	IBI310 联合信迪利单抗用于黑色素瘤术后辅助免疫治疗的研究
CTR20192735	AK104 注射液	非角化性分化型或未分化型鼻咽癌	抗 PD-1 和 CTLA-4 双抗 AK104 治疗转移性鼻咽癌Ⅱ期临床研究
CTR20192402	重组全人源抗细胞毒 T 淋巴细胞相关抗原4（CTLA-4）单克隆抗体注射液	结直肠癌	IBI310 联合信迪利单抗治疗 dMMR/MSI-H 晚期结直肠癌的Ⅱ期研究
CTR20192396	CS1002 注射液	晚期实体瘤	CTLA-4 抗体 CS1002 治疗晚期实体瘤患者的 I 期临床研究
CTR20191779	AK104 注射液	复发或难治外周 T 细胞淋巴瘤	PD1/CTLA4 双抗 AK104 治疗复发或难治外周 T 细胞淋巴瘤
CTR20191454	KN019（重组人 CT-LA-4 变体 Fc 融合蛋白注射液）	类风湿性关节炎	评估 KN019 在活动性类风湿关节炎患者中Ⅱ期临床研究
CTR20191326	AK104 注射液	晚期实体瘤（非小细胞肺癌、黑色素瘤、鼻咽癌、胃癌、三阴乳腺癌、尿路上皮癌和高度微卫星不稳定型实体瘤）	PD1/CTLA4 双抗 AK104 治疗晚期或转移性实体瘤

（续表）

登记号	药物名称	适应证	试验通俗题目
CTR20191304	重组全人抗 CTLA-4 单克隆抗体注射液	晚期恶性实体瘤	重组全人抗 CTLA-4 单克隆抗体注射液在恶性瘤患者中安全耐受
CTR20191219	重组人源化 PDL1/CTLA-4 双特异性单域抗体 Fc 融合蛋白注射液	非小细胞肺癌	评估 KN046 联合化疗在非小细胞肺癌患者中的 II 期临床研究
CTR20190960	重组人源化 CTLA-4 单域抗体 Fc 融合蛋白注射液	晚期实体瘤	评估 KN044 在中国晚期实体瘤患者中的 I 期临床研究
CTR20190661	重组抗 CTLA-4 全人源单克隆抗体注射液	不可手术切除或转移性黑色素瘤患者	HL06 治疗不可手术切除或转移性黑色素的 I／II 期研究
CTR20190427	重组人源化 PDL1/CTLA-4 双特异性单域抗体 Fc 融合蛋白注射液	晚期不可切除或转移性食管鳞癌	评价 KN046 在晚期不可切除或转移性食管鳞癌有效性、安全性
CTR20190197	重组人源化 PDL1/CTLA-4 双特异性单域抗体 Fc 融合蛋白注射液	三阴乳腺癌	评估 KN046 单药或者与白蛋白紫杉醇联合 I b／II 期临床研究
CTR20190195	重组人源化 PDL1/CTLA-4 双特异性单域抗体 Fc 融合蛋白注射液	非小细胞肺癌	评估 KN046 在晚期非小细胞肺癌 II 期临床研究
CTR20181996	重组人源化 PDL1/CTLA-4 双特异性单域抗体 Fc 融合蛋白注射液	中国晚期实体瘤和淋巴瘤受试者	评估 KN046 在中国晚期实体瘤或淋巴瘤受试者中的 I a／I b 期试验
CTR20181359	IBI310	实体瘤	IBI310 单药及联合信迪利单抗治疗晚期恶性肿瘤的 I 期研究

（续表）

登记号	药物名称	适应证	试验通俗题目
CTR20180696	重组全人源抗细胞毒 T 淋巴细胞相关抗原 4（CTLA-4）单克隆抗体注射液	实体瘤	IBI310 治疗晚期恶性肿瘤受试者的 Ⅰa 期研究
CTR20171461	重组人 CTLA-4 变体 Fc 融合蛋白注射液	类风湿，成人肾移植预防排斥	KN019 单剂量爬坡耐受性研究
CTR20192099	注射用重组人 PD-1 抗体单纯疱疹病毒	头颈部癌症、肺癌、结直肠癌、黑色素瘤、宫颈癌、膀胱癌、胰腺癌、肝癌等可进行瘤内注射、静脉注射或胸/腹腔局部给药的恶性肿瘤	重组人 PD-1 抗体单纯疱疹病毒（rHSV-1-APD1）实体瘤Ⅰ期临床研究
CTR20191892	重组抗 PD1 人源化单克隆抗体注射液	晚期肿瘤	PD1 单抗注射液 Ⅰ/Ⅱ 期临床研究
CTR20182027	AK104 注射液	晚期实体瘤和晚期或转移性胃腺癌或胃食管结合部腺癌	PD1/CTLA4 双抗治疗实体瘤及联合化疗药治疗 G/GEJ 癌
CTR20192712	重组全人抗 PD-L1 单克隆抗体注射液	尿路上皮癌	PDL1 联合白紫用于尿路上皮癌一线治疗 Ⅰb 期试验
CTR20191855	KN035	脓毒症和（或）脓毒症休克	KN035 治疗脓毒症和（或）脓毒症休克患者早期临床研究
CTR20181127	KN035	晚期结直肠癌和其他晚期实体瘤	单药治疗 dMMR/MSI-H 晚期结直肠癌及其他晚期实体瘤Ⅱ期临床研究

即便对于狭义上的免疫治疗——免疫检查点抑制剂而言，虽然靶向药物大多数也是单克隆抗体，但对比后也有很大不同：①靶向药物主要作用于肿瘤细胞增生、血管生成等相关靶点，而免疫检查点抑制剂作用于降低免疫强度的靶点，二者靶点类型不同。②靶向药物直接作用于肿瘤细胞或血管，而免疫治疗关键在于使得免疫系统加强或正常化，二者途径不同。③靶向药物不一定是抗体，而免疫治疗目前上市的全部都是封闭型的抗体。

本质上，免疫治疗在以胃癌为代表的实体瘤上具有良好的发展潜力，具有以下特点：①部分免疫治疗起效慢于化疗，免疫检查点抑制剂等药物并不能直接杀伤肿瘤，起效较慢。②应答时间长，免疫反应增强后带来了长期的免疫记忆效应，部分患者可持续应答。③延迟应答，临床上将治疗 12 周之后出现治疗疗效的现象归类为延迟应答，化疗药物延迟应答罕见，但免疫检查点类药物相对发生率较高。④假性进展，部分患者在免疫治疗后行影像学检查时可能观察到肿瘤病灶增大或出现新的病灶，形似进展但并非进展。⑤新的疗效评价体系，目前常用的肿瘤免疫疗法 irRC 标准和 iRICOST 标准分别是从 WHO 和 Recist 标准中得到了改良，但依旧有局限性。

近年来，不同种类的胃癌分子分型相关研究越来越多。免疫治疗不同分子分型的胃癌预后成为研究热门，分类依据的标志一般有 PD-1、PD-L1、TIL、EBV、MSI、TMB 等分子。每个标志对于胃癌的诊疗都意义重大。2014 年 TCGA 与 2015 年 ACRG 分型见于其他章节，本节不再赘述。

胃癌肿瘤免疫微环境分为 I 型（PD-L1$^+$/TIL$^+$）、II 型（PD-L1$^-$/TIL$^-$）、III 型（PD-L1$^+$/TIL$^-$）、IV 型（PD-L1$^-$/TIL$^+$）共 4 型。相关研究表明，胃癌肿瘤免疫微环境通过 PD-L1 的免疫组化和 CD8 密度测量的肿瘤浸润淋巴细胞（TIL）显示：①约 40% 的胃癌是 I 型，患者表现出 OS 最佳，这种类型患者将对免疫检查点类药物产生较高的应答；②胃癌的近 30% 是 II 型在 4 型预后中最差的；③胃癌患者大约 10% 是 III 型；④胃癌 20% 是 IV 型（PD-L1$^-$/TIL$^+$），并且出乎意料的是，约有 25% 的 EBV$^+$ 或 MSI-H 胃癌属于该亚型。在 MSI-H 胃癌病例中，观察到移码突变 ARID1A、RNF43、NF1、MSH6、BRD3、NCOA3、BCORL1、TNKS2 和 NPM1 的数量与 PD-L1 表达（$P < 0.05$）呈显著相关。胃癌整体 PD-L1 的表达率接近 40%。其中 I 型被认为适合于抗 PD-1/PD-L1 的免疫疗法。

除上述分类外，淋巴细胞浸润也是影响预后的重要指标。肿瘤浸润淋巴细胞（tumor infiltrating lymphocyte，TIL）不仅是一种细胞治疗方法，也是肿瘤免疫微环境的重要组成部分，反映了宿主的抗肿瘤免疫反应强度。有研究评估 TIL 在胃癌中的预后价值。此项研究回顾了苏州大学第三附属医院 2002—2008

年的 1033 例胃切除术病例。为了了解 TIL 在胃癌中的预后价值，通过光学显微镜对 TIL 进行了评估，并通过免疫组织化学进行了验证。结果显示，有 439 例（52.7%）的 TIL 水平较高，而 394 例（47.3%）的 TIL 水平较低。TIL，肿瘤大小、组织学分级、LN 转移、神经浸润、肿瘤血栓、肿瘤分期和 WHO 亚型之间存在统计学上的显著相关性（$P < 0.001$）。在 Kaplan-Meier 生存分析和多变量 Cox 回归分析中，TIL-hight 是 OS 的阳性显著预测指标。手术后，恶性肿瘤患者根据基于 TNM 分期的标准治疗指南进行放化疗。由于 TNM 评分系统无法反映肿瘤免疫微环境的全部信息。因此，TIL 可用作诊断补充。这项研究证明了，高水平的 TIL 与阳性预后相关，并且 TIL 反映了保护性宿主抗肿瘤免疫反应能力。

在 2016 年的一项研究中，398 个胃癌组织显示 EBV 阳性胃癌样本与 PD-L1 表达和 TIL 密度增加相关。较高的 TIL 密度与较少的疾病进展风险相关，并且在胃癌患者中显示出生存获益。EBV 阳性胃癌样本与 PD-L1 表达和 TIL 密度增加相关。研究表明，较高的 TIL 水平代表着生存优势，并且 PD-L1 阳性与胃癌患者中 TIL 浸润高度相关。此外，EBV 阳性样本与 PD-L1 表达呈正相关。TIL 密度增加，表明 EBV 感染可通过募集免疫细胞浸润以激活免疫反应，EBV 阳性患者可能是免疫检查点治疗的最佳受益患者。

42. 免疫治疗能否用于更前线的二线甚至一线治疗？可否联合靶向及化疗改善患者的预后？

目前免疫检查点抑制剂在临床应用中都是需要联合化疗药和（或）靶向药物才能有效治疗肿瘤。单一的免疫治疗虽不易产生耐药，但在长期使用中还是可能会出现耐药现象，甚至会有肿瘤爆发式的生长。肿瘤综合治疗的基础不会由于出现免疫治疗而忽略联合的原则。联合用药能从本质上减少患者单一器官或系统的负担，减少总的药物剂量，减轻患者毒副反应，减少耐药发生，使患者最大程度获益。多项临床试验显示免疫治疗联合其他类型方法可改善患者的预后，而且不同免疫治疗之间的联合也是研究热点。

PD-1、PD-L1 阻断剂可与其免疫检查点抑制剂联合使用。在多项研究中已经试验了多种免疫检查点的不同组合，包括 PD-1 与共抑制因子组合，如 LAG-3、CTLA-4、TIM-3、TNF 受体超家族成员 4（TNFRSF4）、糖皮质激素诱导的 TNFR 家族相关基因（*GITR*）和 CD137 也进行了研究。目前 PD-1/PD-L1 与 CTLA-4 组合已被 FDA 批准用于晚期肾癌和黑色素瘤。研究表明 CTLA4 阻滞在淋巴结内起作用，而 PD-1/PD-L1 阻滞主要在肿瘤组织中起作用。研究表明，去掉 $CD8^+$ T 淋巴细胞后，可抑制 PD-1/PD-L1 通路，而该通路无法引发肿瘤杀伤作用。另一方面，CTLA-4

阻滞剂也抑制 B7-CTLA-4 途径，该途径可引发 $CD8^+T$ 淋巴细胞在淋巴结中增生并增加 CTL 细胞对肿瘤组织的浸润。CTLA-4 拮抗剂可能会阻碍 Tregs 细胞的功能。因此，在 T 细胞浸润较少的肿瘤中，PD-1/PD-L1 与 CTLA-4 的组合产生的治疗功效要高于单独的药物。

PD-1 抑制剂与靶向治疗联合使用。靶向肿瘤的单克隆抗体主要包括靶向肿瘤驱动基因（通过靶向 EGFR、ALK 等的融合突变抑制蛋白激酶复合物的药物）或血管形成相关基因的药物（如安维汀或索拉非尼）。靶向药物联合免疫检查点抑制剂可以发挥协同的抗肿瘤作用。通过靶向药物的致死作用，肿瘤细胞死亡后释放的新抗原可引起新的抗肿瘤免疫反应。抗血管生成药物可以使异常的肿瘤血管正常化，具有协同抗肿瘤作用。

PD-1 抑制剂与放疗联合使用。放射疗法对免疫系统有正负两方面的作用效果。负向，放疗会降低免疫力并促进肿瘤发生。正向，放疗会诱导细胞凋亡，凋亡后的细胞碎片和肿瘤基质，可提高抗原的免疫原性，增强 $CD8^+T$ 淋巴细胞的肿瘤浸润并引起全身免疫反应。在进行放射治疗后使用 PD-1 抑制剂，可延长免疫记忆时间。放射疗法对免疫治疗而言，类似于佐剂对疫苗的效果。与此同时，PD-1 作为免疫过度的刹车机制，PD-1 阻滞剂会放大化疗的免疫不良反应，放疗又增加了肿瘤细胞中 PD-L1 的表达。因此 PD-1 抑制剂联合放疗还有广阔的研究空间。

PD-1 抑制剂与传统化疗联合使用。免疫检查点抑制剂最常规的是与化学疗法联合。近期研究结果显示，化疗药物可参与调节免疫系统，同时通过对 DNA 合成、核酸复制的干扰直接杀伤肿瘤细胞。化疗可以诱导肿瘤细胞的死亡，进而间接增加免疫系统识别肿瘤抗原的能力；使用化学治疗药物可以激活肿瘤的干扰素相关功能，增加 $CD8^+T$ 淋巴细胞的浸润，同时为抗 PD-1/PD-L1 治疗提供合适的微环境。此外，化疗实际上可通过 Tregs 细胞抑制肿瘤细胞的免疫逃逸机制。

从临床试验来看，Ⅲ期试验 CheckMate-649，比较了一线 nivolumab + 伊匹单抗、nivolumab + 化疗和单独化疗用于治疗晚期胃癌和早期胃癌患者，目前正处于招募阶段（临床试验编号：NCT 02872116），由于 4 级和 5 级毒性反应比例高，注册 nivolumab + 伊匹单抗的研究部分已经终止。最有望支持伊匹单抗进入一线治疗胃癌的Ⅱ期试验结果也显示伊匹单抗治疗的患者 OS 或 PFS 没有明显改善。最近公布的随机Ⅲ期试验（ATTRACTION-2），对 nivolumab 与安慰剂在亚洲胃癌患者中的安全性和有效性进行了研究，结果显示，nivolumab 显著改善 OS（5.26 个月 *vs.* 4.14 个月；$HR = 0.63$；$P < 0.0001$）。12 个月时 OS 率 nivolumab 组为 26.2%（$n = 330$），而安慰剂组为 10.9%（$n = 163$）。在 18 个月时 nivolumab 组的 OS 也高于安慰剂组，显示出持续优势。

43. 免疫治疗一定有效吗？

不一定，免疫治疗的有效率在 25% 左右，特定类型的胃癌患者可能是免疫治疗的优势人群。部分临床试验证实，胃癌的免疫联合化疗一线治疗、单药辅助治疗均获得成功，但依然有很多临床试验宣告失败。如进展期 GC/GEJC 三线接受 Avelumab 治疗，主要目的 Avelumab *vs.* 化疗在 OS 的优势，次要目的对比研究者评估的 PFS、ORR 及安全性/耐受性，未取得阳性结果（图 40 ~ 图 42）。

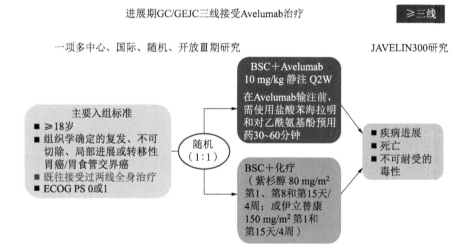

主要目的：Avelumab *vs.* 化疗在OS的优势
次要目的：对比研究者评估的PFS、ORR及安全性/耐受性

图 40　JAVELIN300 研究

图片来源：BANG Y J，RUIZ E Y，VAN CUTSEM E, et al. Phase Ⅲ, randomised trial of avelumab versus physician's choice of chemotherapy as third-line treatment of patients with advanced gastric or gastro-oesophageal junction cancer: primary analysis of JAVELIN Gastric 300. Ann Oncol, 2018, 29（10）: 2052 – 2060.

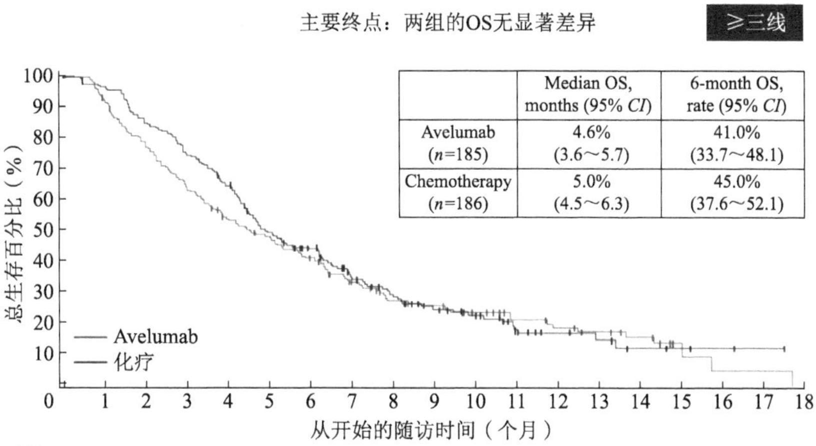

主要终点：两组的OS无显著差异　≥三线

	Median OS, months (95% CI)	6-month OS, rate (95% CI)
Avelumab (n=185)	4.6% (3.6～5.7)	41.0% (33.7～48.1)
Chemotherapy (n=186)	5.0% (4.5～6.3)	45.0% (37.6～52.1)

No.风险

Avelumab	185	169	142	116	94	83	71	52	38	35	26	18	15	12	9	3	1	1	0
化疗	186	176	158	138	117	88	73	52	40	30	24	16	9	7	4	3	2	1	0

意向治疗人群（所有随机研究治疗的患者）包括所有371例随机分组的患者。

主要终点中位OS在Avelumab组中为4.6个月（95%CI 3.6～5.7），

化疗组中为5.0个月（95%CI 4.5～6.3）

结果：HR 1.1（95% CI 0.9 1.4）；P=0.81

图41　JAVELIN300 研究主要终点

图片来源：BANG Y J, RUIZ E Y, VAN CUTSEM E, et al. Phase Ⅲ, randomised trial of avelumab versus physician's choice of chemotherapy as third-line treatment of patients with advanced gastric or gastro-oesophageal junction cancer: primary analysis of JAVELIN Gastric 300. Ann Oncol, 2018, 29（10）: 2052－2060.

　　KEYNOTE-061 研究也是针对胃癌的二线治疗，Pembrolizumb 对比紫杉醇化疗，主要研究终点是 CPS≥1 人群的 OS 和 PFS，次要研究中点是 ORR 和 DCR，以及治疗人群的安全性。研究结果显示，Pembrolizumb 没有显著延长 OS。免疫治疗作为二线治疗并未获得阳性结果（图43～图45）。

　　免疫治疗作为一线方案尚需时日，KEYNOTE-062 研究为

次要终点：两组PFS无差异   ≥三线

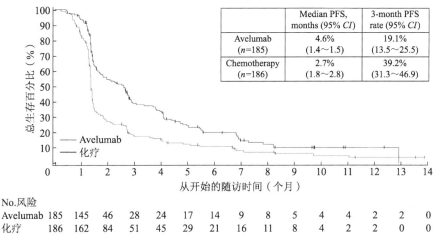

	Median PFS, months (95% CI)	3-month PFS rate (95% CI)
Avelumab (n=185)	4.6% (1.4~1.5)	19.1% (13.5~25.5)
Chemotherapy (n=186)	2.7% (1.8~2.8)	39.2% (31.3~46.9)

No.风险

Avelumab	185	145	46	28	24	17	14	9	8	5	4	4	2	2	0
化疗	186	162	84	51	45	29	21	16	11	8	4	2	2	0	0

中位PFS在Avelumab组为1.4个月(95%*CI* 1.4~1.5)

化疗组为2.7个月(95%*CI* 1.8~2.8)

结果：*HR* 1.73 (95% *CI* 1.4 2.2)，*P*>0.99

图 42　JAVELIN300 研究次要终点

图片来源：BANG Y J, RUIZ E Y, VAN CUTSEM E, et al. Phase Ⅲ, randomised trial of avelumab versus physician's choice of chemotherapy as third-line treatment of patients with advanced gastric or gastro-oesophageal junction cancer: primary analysis of JAVELIN Gastric 300. Ann Oncol, 2018, 29 (10): 2052 – 2060.

Pembro 单抗冲击胃癌一线的Ⅲ期临床研究（图46～图52）。对于 CPS≥1 的患者，帕博利珠单抗单药疗效不劣于单用化疗，可以改善患者 OS；对于 CPS≥10 的患者，帕博利珠单抗相比化疗能够明显提高患者的 OS。帕博利珠单抗联合化疗相比单独化疗未能减少患者的 mOS 或 mPFS，统计结果表明，未达到有效性研究终点。

就目前发展形势而言，细胞治疗与免疫检查点抑制剂代表的

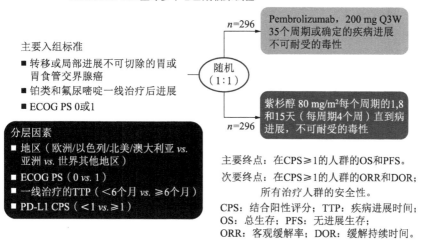

图 43　KEYNOTE-061

抗体类药物势头不会减缓。但不能夸大其能力，很多情况下免疫治疗仍需要化疗、放疗、手术、靶向药物的联合使用。目前制约免疫治疗的最大问题在于疗效与费用，这背后隐藏着研发、专利、临床试验、医保支持等一系列问题。但是从美罗华和赫赛汀的目前形势不难得出，即使在日新月异的肿瘤治疗领域，有效的药物生命周期也是会大于 20 年的。制约抗肿瘤药物是否能来到一线造福患者，售价是难以回避的问题，但抗肿瘤治疗都要以患者受益为出发点，包括身体、心理、家庭、伦理与社会等诸多方面。

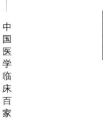

二线

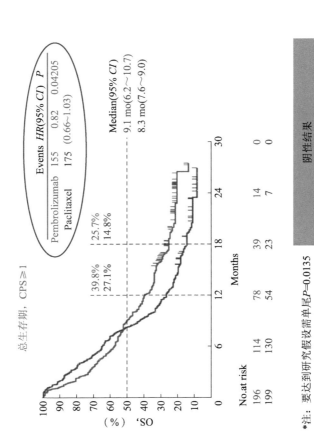

总生存期，CPS≥1

	Events	HR(95% CI)	P
Pembrolizumab	155	0.82	0.04205
Paclitaxel	175	(0.66~1.03)	

Median(95% CI)
9.1 mo(6.2~10.7)
8.3 mo(7.6~9.0)

阴性结果

*注：要达到研究假设需单尾P=0.0135

结果：Pembrolizumab没有显著延长OS

图 44 KEYNOTE-061 研究结果

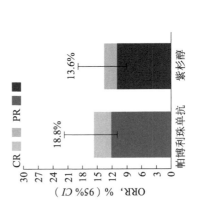

二线

	帕博利珠单抗 n=1969.1	紫杉醇 n=199
mOS（个月）	9.1（6.2～10.7）	8.3（7.6～9.0）
HR	0.82（0.66～1.03）	
P	0.042*	
mPFS（个月）	1.5（1.4～2.0）	4.1（3.1～4.2）
HR	1.27（1.03～1.57）	
P	0.98	
整体有效率	15.8（11.0～21.7）	13.6（9.1～19.1）
反应持续时间	18.0（1.4+～26.0+）	5.2（1.3+～16.8）
3～5级药物副反应（所有患者）	14.3%	34.8%

*注：要达到研究假设需单尾*P*=0.0135

阴性结果

图45　KEYNOTE-061 研究结论与思考

一线

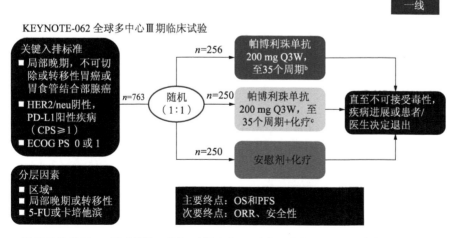

KEYNOTE-062 全球多中心Ⅲ期临床试验

a.欧洲/北美/澳洲，亚洲（韩国、香港、中国台湾、日本），其他地区（包括南美）。
b.帕博利珠单抗单药未实行盲法。
c.化疗：顺铂80 mg/m² Q3W+5-FU80 mg/m²/d 持续5天Q3W，或卡培他滨 BID d1～14 Q3W（顺铂根据各国值班使用最多6个周期）。

图46　KEYNOTE-062 研究

KEYNOTE-062: 帕博利珠单抗治疗胃癌一线Ⅲ期研究

KEYNOTE-062 全球多中心Ⅲ期临床试验: 统计学设计

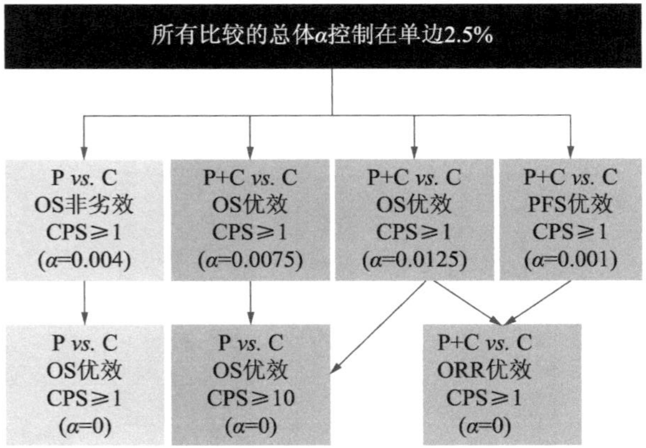

一线

KEYNOTE-062研究: 基线特征(CPS≥1)

特征, n(%)	P(n=256)	P+C(n=257)	C(n=250)
年龄, 中位(范围), 岁	61.0(20~83)	62.0(22~83)	62.5(23~87)
男性	180(70)	195(76)	17.9(72)
ECOG PS 1	125(49)	138(54)	13.5(54)
转移性疾病	245(96)	243(95)	235(94)
CPS≥10	92(36)	99(39)	90(36)
MSI-H	14(5)	17(7)	19(8)
区域			
欧洲/北美/澳大利亚	148(58)	148(58)	147(59)
亚洲	62(24)	64(25)	61(24)
其他地区	46(18)	45(18)	41(17)
原发灶位置			
胃	176(69)	170(66)	181(72)
胃食管结合部	79(31)	85(33)	67(27)
主干治疗			
5-FU		98(38)	95(38)
卡培他滨		159(62)	155(62)

第一行的统计学假设优先同时检测

最终分析: 计划最后一例患者随机后≥22个月进行, 在P+C治疗组患者中(PDL1 CPS ≥ 1)观察到约415例安全性事件。

a从非劣效传递到优效检测; 中位随访期11.3个月(0.2~41.2); 数据截至2019年3月26日。

图47 Pembro 冲击胃癌一线治疗

KEYNOTE-062：帕博利珠单抗冲击胃癌一线I Ⅲ期研究　一线

主要终点之一：OS总生存帕博利珠单抗对比化疗组

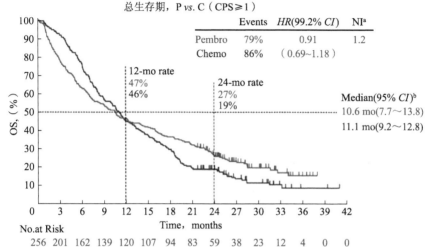

总生存期，P *vs.* C（CPS≥1）

	Events	HR(99.2% CI)	NI[a]
Pembro	79%	0.91	1.2
Chemo	86%	（0.69~1.18）	

12-mo rate
47%
46%

24-mo rate
27%
19%

Median(95% CI)[b]
10.6 mo(7.7~13.8)
11.1 mo(9.2~12.8)

No.at Risk
256 201 162 139 120 107 94 83 59 38 23 12 4 0 0
250 230 192 144 114 94 75 49 38 21 15 6 2 2 0

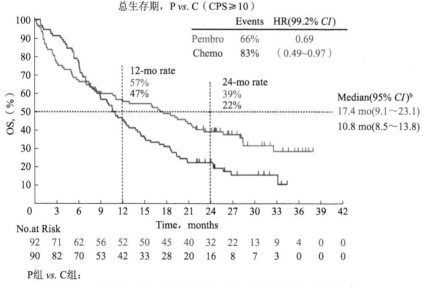

总生存期，P *vs.* C（CPS≥10）

	Events	HR(99.2% CI)
Pembro	66%	0.69
Chemo	83%	（0.49~0.97）

12-mo rate
57%
47%

24-mo rate
39%
22%

Median(95% CI)[b]
17.4 mo(9.1~23.1)
10.8 mo(8.5~13.8)

No.at Risk
92 71 62 56 52 50 45 40 32 22 13 9 4 0 0
90 82 70 53 42 33 28 20 16 8 7 3 0 0 0

P组 *vs.* C组：

■ 在CPS≥1人群中，P组mOS10.6个月，C组mOS11.1个月，*HR*0.91
（99.2%*CI*0.69~1.18）两组OS获益相当；研究达到既定的非劣效性终点*HR*1.2

■ 在CPS≥10人群中，P组OS获益优于C组，*HR*0.69（95%*CI* 0.49～0.97）

图48　KEYNOTE-062 研究的 OS

KEYNOTE-062：帕博利珠单抗冲击胃癌一线Ⅲ期研究 一线

主要终点之二：PFS无疾病进展时间 帕博利珠单抗对比化疗

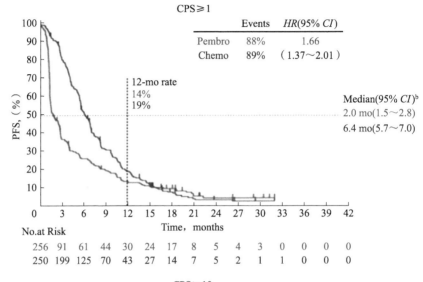

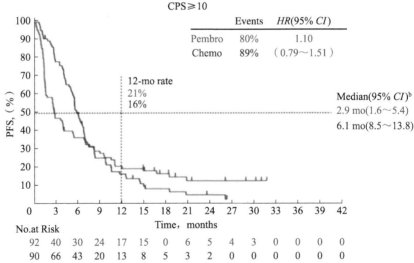

CPS≥1的患者中，P组对比C组的中位PFS分别为2.0个月*vs.* 6.4个月，*HR* 1.66（1.37~2.01）；
CPS≥10的患者中，P组对比C组的中位PFS分别为2.9个月*vs.* 6.1个月，*HR* 1.10（0.79~1.51）。
Presented By Josep Tabernero at 2019 ASCO Annual Me

图49 KEYNOTE-062 研究的 CPS

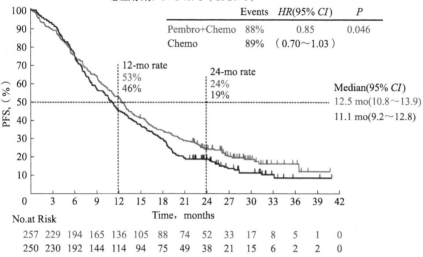

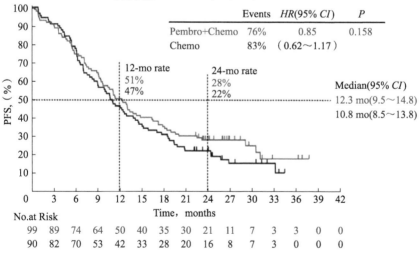

P+C组 vs. C组：在CPS≥1和CPS≥10人群中，P+C组相比C组未显著改善OS；
统计学结果表明：未达到优效性研究终点。

图50　KEYNOTE-062 研究的 mOS

KEYNOTE-062：Pembro冲击胃癌一线Ⅲ期研究　　　　一线

主要终点之一：总生存mOS：P+C组对比C组

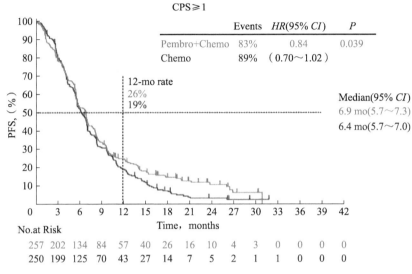

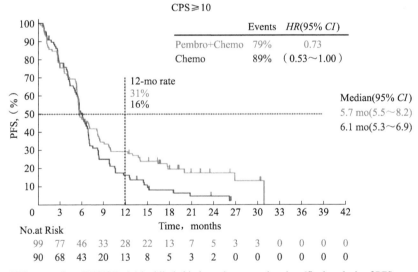

PFS assessed per RECIST v1.1 by blinded independent central review (final analysis of PFS occurred at 1A2); Data cutoff: Sept 28, 2018.

P+C组 *vs.* C组：在CPS≥1和CPS≥10人群中，P+C组相比C组未显著改善mPFS。

图 51　KEYNOTE-062 研究的 mPFS

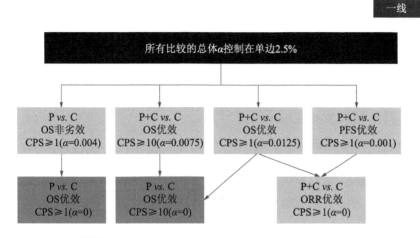

一线

所有比较的总体α控制在单边2.5%

| P vs. C
OS非劣效
CPS≥1(α=0.004) | P+C vs. C
OS优效
CPS≥10(α=0.0075) | P+C vs. C
OS优效
CPS≥1(α=0.0125) | P+C vs. C
PFS优效
CPS≥1(α=0.001) |
| P vs. C
OS优效
CPS≥1(α=0) | P vs. C
OS优效
CPS≥10(α=0) | | P+C vs. C
ORR优效
CPS≥1(α=0) |

KEYNOTE-062结论:

1. 对于CPS≥1、晚期胃癌或胃食管结合部癌的患者,帕博利珠单抗单药疗效不劣于单用化疗,可改善患者的OS。

2. 在CPS≥10的患者人群中,帕博利珠单抗相比化疗能够明显提高患者的OS。

3. 帕博利珠单抗单抗联合化疗相比单独化疗未能改善患者的mOS或mPFS。

统计学结果表明:未达到优效性研究终点。

图52 KEYNOTE-062 研究结论

44. 免疫治疗在胃癌中的治疗线数

(1) KEYNOTE-059 和 ATTRACTION-2 确立了 PD-1 单抗的晚期胃癌三线治疗地位。

随机Ⅱ期研究 KEYNOTE-059 队列评估了帕博利珠单抗单药三线治疗既往经过二线化疗后的胃或胃食管结合部腺癌的安全性和疗效。结果显示,在总体人群中,42.4% 的患者表现为肿瘤体积缩小,进一步根据 PD-L1 表达状态进行分析,PD-L1 阳性(CPS≥1) 和 PD-L1 阴性的患者,肿瘤缩小的患者比例分别为

47.3% 和 36.3%。总体人群接受帕博利珠单抗治疗 OS 为 5.5 个月，PFS 为 2.0 个月。基于这一研究结果，帕博利珠单抗获美国 FDA 批准用于 PD-L1 阳性（CPS≥1）复发性局部晚期或转移性胃或胃食管结合部腺癌的三线治疗，这也是美国 FDA 首次和目前唯一批准用于晚期胃癌的免疫治疗药物。

ATTRACTION-02 则评估了纳武利尤单抗后线治疗不可切除的晚期胃或胃食管结合部癌的疗效和安全性，显示纳武利尤单抗较安慰剂显著改善 OS，2 年 OS 率分别为 10.6% 和 3.2%。基于该结果，纳武利尤单抗已在日本、韩国、瑞士、新加坡和中国台湾获批胃癌后线治疗适应证。

（2）KEYNOTE-061 研究提示，CPS≥10 的患者可能是 PD-1 单抗二线治疗的获益人群，但仅为亚组分析结果，总体人群未有显著获益。

Ⅲ期随机对照研究 KEYNOTE-061 评估了帕博利珠单抗二线治疗晚期胃癌或胃食管结合部腺癌的疗效和安全性。虽然在总体人群中，帕博利珠单抗对比紫杉醇，PFS 和 OS 未达到统计学差异，但亚组分析显示，在 PD-L1 CPS≥10 的患者中，帕博利珠单抗对比紫杉醇治疗观察到 OS 获益的趋势，提示这类患者可能是帕博利珠单抗二线治疗的获益人群。

（3）KEYNOTE-062 研究证实 PD-1 单抗单药一线治疗不劣于化疗。

Ⅲ期随机对照研究 KEYNOTE-062 评估了帕博利珠单抗单药

或联合氟尿嘧啶和顺铂化疗一线治疗晚期胃腺癌/胃食管结合部癌。研究入组了 PD-L1 阳性（CPS≥1）的患者，1∶1∶1 随机分配接受帕博利珠单抗单药或帕博利珠单抗单药联合氟尿嘧啶/卡培他滨＋顺铂化疗或单用氟尿嘧啶/卡培他滨＋顺铂化疗。研究设计中共有两个假设：①帕博利珠单抗联合化疗优于单用化疗（在 CPS≥1 的患者中分析 OS 和 PFS；在 CPS≥10 的患者中分析 OS）。②帕博利珠单抗单药不劣于单用化疗（在 CPS≥1 的患者中分析 OS）。从 2019 年 4 月 25 日默沙东最新公布的数据来看，联合组对比单纯化疗，并没有显示出显著更优的 OS（CPS≥1 或 CPS≥10）或 PFS（CPS≥1），统计学终点未达到；但在单药治疗组，对于肿瘤表达 PD-L1 阳性（CPS≥1）的所有患者（ITT 人群），帕博利珠单抗达到主要终点，证实了其相对于作为当前标准治疗的化疗的非劣效性，安全性数据与既往报道相似，这也是第一次通过Ⅲ期临床研究证实了免疫治疗对晚期胃癌的一线治疗效果（图53、图54）。

（4）胃癌辅助治疗 CheckMate 577 研究：全球多中心、随机、双盲、安慰剂对照的Ⅲ期临床研究。

CheckMate 577 研究（NCT02743494），受试者必须接受完全切除（R0），手术确定无疾病且切除样本的边缘为阴性，定义为近端、远端或周围切除边界 1 mm 内不存在活力肿瘤。中位随访时间为 24.4 个月，地理区域包括欧洲（38%），美国和加拿大（32%），亚洲（13%），世界其他地区（16%）。研究显示，与安

KEYNOTE-062：亚洲人群数据更新主要研究终点mPFS
亚洲亚组无进展生存的Kaplan-Meier曲线

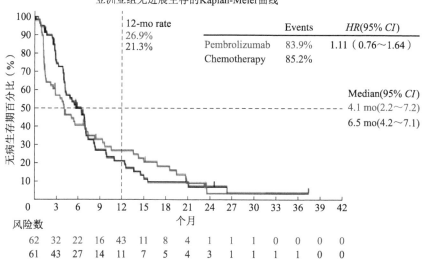

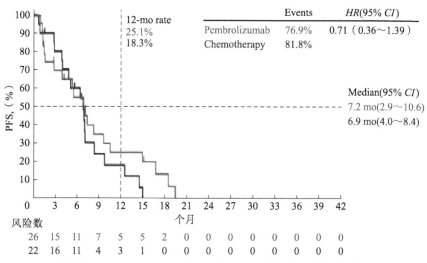

◆ PD-L1表达阳性（CPS≥1，CPS≥10）的亚洲亚组人群中，接受帕博利珠单抗治疗的受试者未实现PFS获益。

图53　KEYNOTE-062 研究亚洲人群 mPFS

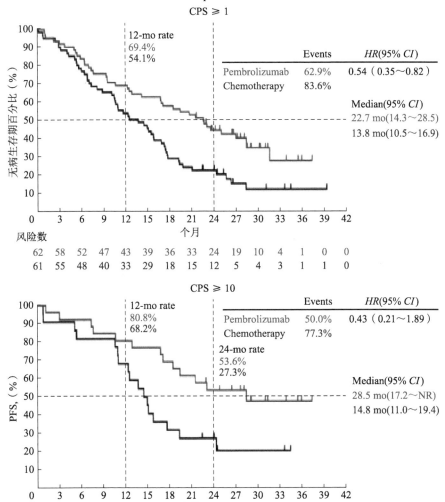

图 54　KEYNOTE-062 研究亚洲人群 OS

慰剂相比，纳武利尤单抗用于经新辅助放化疗（CRT）和手术切除的患者在主要研究终点 DFS 上表现出具有统计学意义的显著优势，且入组的不同类型患者均可获益。在此项研究中，纳武利尤单抗的安全性与既往研究报道一致。继黑色素瘤后，食管癌及胃食管连接部癌成为纳武利尤单抗作为辅助治疗被证实获益的第 2个瘤种（图 55 ~ 图 60）。

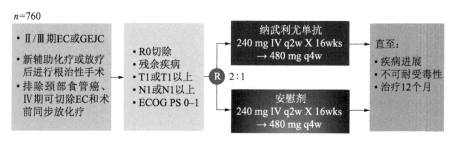

- 主要研究终点：
  —DFS（第一个患者随机入组后29个月）
  —OS（第一个患者随机入组后42个月）
- 次要研究终点：1、2、3年的总生存率

- 分层因素：
  —PD-L1状态（<1% *vs.* ≥1%）
  —淋巴结病理（ypN0 *vs.* ≥ypN1）
  —组织学（鳞癌 *vs.* 腺癌）存率

CheckMate 577研究：
纳武利尤单抗单药辅助治疗食管癌及胃食管连接部癌术后患者。
一项随机化，双盲，纳武利尤单抗对比安慰剂辅助用于已切除的食管癌或者胃食管交界鳞癌或腺癌病人中的III期研究(NCT02743494)。

图 55 CheckMate 577 研究

图片来源：KELLY R J, AJANI J A, KUZDZAL J, et al. Adjuvant Nivolumab in Resected Esophageal or Gastroesophageal Junction Cancer. N Engl J Med, 2021, 384（13）: 1191 – 1203.

综上所述，胃癌的免疫治疗药物已获批的是帕博利珠单抗和纳武利尤单抗，基于 KEYNOTE-059 和 ATTRACTION-02 研究，帕博利珠单抗和纳武利尤单抗均被 CSCO 指南推荐用于晚期胃癌的三线治疗。帕博利珠单抗在 CSCO 批准 CPS≥1 分的患者应用，FDA 和 NCCN 批准帕博利珠单抗在 CPS≥1 分或 MSI-H 晚期胃癌

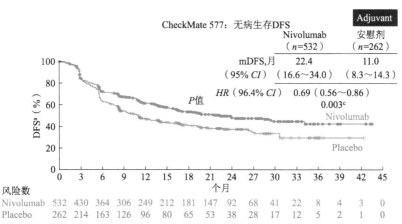

● 与安慰剂相比，Nivolumab提供了更优的DFS，复发或死亡风险降低了31%，中位DFS增加了一倍。

● a.根据研究人员的评估；b.Nvolumab组的6个月DFS率为72%（95% CI 68~76），安慰剂组为63%（95% CI 57~69）；c.在预先指定的中期分析中，统计显着性的界限要求P＜0.036。

图 56　CheckMate 577 研究 DFS

CheckMate 577: 无病生存DFS 根据亚组分析

亚组		中位 DFS, 个月		Unstratified HR	Unstratified HR（95% CI）
		Nivolumab	安慰剂		
总数 (N = 794)		22.4	11.0	0.70	
年龄，岁	＜65 (n = 507)	24.4	10.8	0.65	
	≥65 (n = 287)	17.0	13.9	0.80	
性别	男 (n = 671)	21.4	11.1	0.73	
	女 (n = 123)	未达到	11.0	0.59	
种族	白人 (n = 648)	21.3	10.9	0.71	
	亚洲人 (n = 117)	24.0	10.2	0.70	
ECOG PS	0 (n = 464)	29.4	11.1	0.73	
	1 (n = 330)	17.0	10.9	0.66	
分期	II (n = 278)	34.0	13.9	0.72	
	III (n = 514)	19.4	8.5	0.68	
肿瘤部位	EC (n = 462)	24.0	8.3	0.61	
	GEJC (n = 332)	22.4	20.6	0.87	
病理	腺癌 (n = 563)	19.4	11.1	0.75	
	鳞状细胞癌 (n = 230)	29.7	11.0	0.61	
淋巴结	ypN0 (n = 336)	未达到	27.0	0.74	
	≥ypN1 (n = 457)	14.8	7.6	0.67	
PD-L1 表达	≥1% (n = 129)	19.7	14.1	0.75	
	Indeterminate/nonevaluable (n = 95)	21.3	11.1	0.73	
	未达到	未达到	9.5	0.54	

0.25 0.5　1　2　4
Nivolumab优 ←——→ 安慰剂优

● 在这些预先指定的亚组中，nivolumab较安慰剂DFS优

图 57　CheckMate 577 研究 DFS 与分组

中国医学临床百家

患者, n（%）	Nivolumaba n = 532		安慰剂a n = 260	
	任何级别	3～4级	任何级别	3～4级
任何AEsb	510 (96)	183 (34)	243 (93)	84 (32)
严重 AEs	158 (30)	107 (20)	78 (30)	53 (20)
导致临床试验终止AEs	68 (13)	38 (7)	20 (8)	16 (6)
任何 TRAEsb,c	376 (71)	71 (13)	119 (46)	15 (6)
严重TRAEsc	40 (8)	29 (5)	7 (3)	3 (1)
导致临床试验终止TRAEs	48 (9)	26 (5)	8 (3)	7 (3)
两组患者中出现≥10% TRAEsb				
乏力	90 (17)	6 (1)	29 (11)	1 (< 1)
腹泻	88 (17)	2 (< 1)	39 (15)	2 (< 1)
瘙痒	53 (10)	2 (< 1)	9 (3)	0
皮疹	52 (10)	4 (< 1)	10 (4)	1 (< 1)

CheckMate 577: 安全性分析

• Nivolumab的耐受性良好，多数TRAE为1或2级

a接受≥1剂量研究治疗的患者；
b在研究药物的第一剂至最后剂后30天之间报告的事件；
c任一组仅记录1个5级TRAE（据报道，数据库锁定后，nivolumab组发生心脏停搏与治疗无关）。

图 58   CheckMate 577 研究中不良反应

选择 TRAEs,b,c n (%)	Nivolumaba n=532		安慰剂a n = 260	
	任何级别	3～4级	任何级别	3～4级
内分泌	93 (17)	5 (< 1)	6 (2)	0
胃肠道	91 (17)	4 (< 1)	40 (15)	3 (1)
肝脏	49 (9)	6 (1)	18 (7)	4 (2)
肺	23 (4)	6 (1)	4 (2)	1 (< 1)
肾脏	7 (1)	1 (< 1)	2 (< 1)	0
皮肤	130 (24)	7 (1)	28 (11)	1 (< 1)

• 多数选择的TRAEs 1 或 2 级。

• nivolumab 组发生3～4级选择 TRAEs的患者 ≤ 1%，没有5级选择TRAEs。

• 在nivolumab组中最常见的3～4级选择TRAE是肺炎（n = 4）和皮疹（n = 4）（各占0.8%）。在安慰剂组中，这些事件分别发生在1名患者中0.4%。

a接受≥1剂量研究治疗的患者；
b选择TRAEs是具有潜在免疫学病因的，需要经常监测/干预；
c事件在研究药物的第一剂至最后剂后30天之间报告。

CheckMate 577: 具有潜在免疫学病因的AEs。

图 59   CheckMate 577 研究中不良反应与潜在的免疫学病因

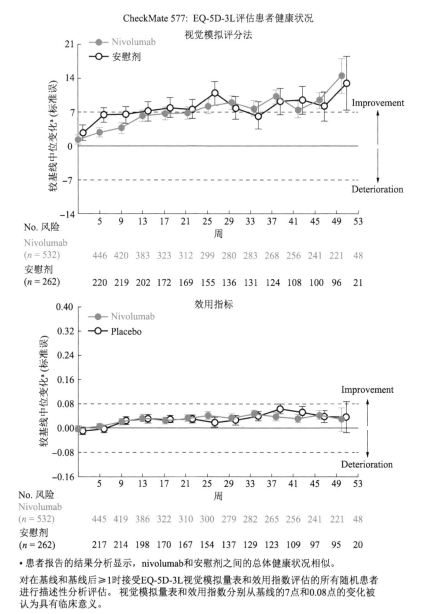

CheckMate 577：EQ-5D-3L评估患者健康状况

图 60　CheckMate 577 研究中的健康水平评估

- 患者报告的结果分析显示，nivolumab和安慰剂之间的总体健康状况相似。

对在基线和基线后≥1时接受EQ-5D-3L视觉模拟量表和效用指数评估的所有随机患者进行描述性分析评估。视觉模拟量表和效用指数分别从基线的7点和0.08点的变化被认为具有临床意义。

图片来源：PICKARD A S, NEARY M P, CELLA D. Estimation of minimally important differences in EQ-5D utility and VAS scores in cancer. Health Qual Life Outcomes，2007，5：70.

二线及以上应用。针对 PD-L1 抗体 Avelumab 在 Ⅰb 期临床试验证实，Avelumab 单药用于晚期胃腺癌一线治疗后维持治疗或二线治疗均可以改善患者预后，但 JAVELIN、KEYNOTE-061 等Ⅲ期临床试验并未发现其与化疗相比的优势，故目前尚未被批准用于临床（图 61）。

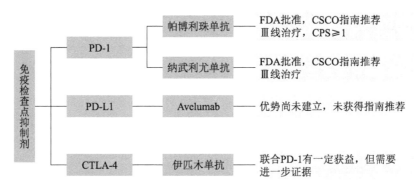

图 61　成药的免疫检查点抑制剂

联合阳性分数（combined positive score，CPS）为任意强度膜染色的肿瘤细胞、与肿瘤细胞直接关联的膜/胞质染色的淋巴/巨噬细胞，相对于肿瘤细胞（至少 100 个）的比例分数。但应排除全部坏死细胞、间质细胞、原位癌，以及其他免疫细胞（包括但不限于中性粒细胞、嗜酸性粒细胞、浆细胞）等染色。公式计算为如下（图 62）。

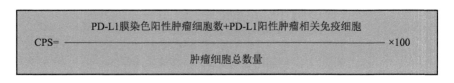

$$CPS = \frac{PD\text{-}L1\text{膜染色阳性肿瘤细胞数} + PD\text{-}L1\text{阳性肿瘤相关免疫细胞}}{\text{肿瘤细胞总数量}} \times 100$$

图 62　联合阳性分数

联合免疫治疗或免疫治疗联合靶向治疗也是目前研究的热点，但目前纳武利尤单抗联合伊匹木单抗、帕博利珠单抗联合曲妥珠单抗虽然小幅度改善了患者的生存期，但相应联合组的不良反应明显增加，还需进一步评估联合治疗的获益程度。此外国内外多个免疫检查点抑制剂在晚期胃癌治疗中的临床试验也在开展，期待其研究结果的最终出炉。

45. 胃癌患者应用免疫治疗的不良反应与处理

免疫检查点抑制剂治疗是通过解除免疫系统的受抑制状态，恢复/加强机体自身的免疫功能来杀伤肿瘤细胞，因此免疫检查点抑制剂的相关不良反应可能波及全身所有的器官。内分泌系统会有甲状腺功能减退、甲状腺功能亢进、脑垂体炎、肾上腺皮质功能不全、糖尿病。感觉系统会有葡萄膜炎、结膜炎、巩膜炎、脉络膜炎、眼睑炎、视网膜炎。呼吸系统会有自身免疫性肺炎、胸膜炎、结节样肉芽肿。消化系统会有自身免疫性肝炎、结肠炎、回肠炎、胰腺炎、乳糜泻、胃炎。泌尿系统会有间质性肾炎、狼疮性肾小球肾炎。循环系统会有心肌炎、心包炎、血管炎、溶血性贫血、血小板下降、中性粒细胞减少、血友病。神经系统可出现神经病变、格林巴利综合征、脑膜炎、脑炎、重症肌无力。此外，皮肤可出现斑丘疹、皮疹、严重瘙痒、银屑病、白癜风、药物相关多器官迟发超敏反应，运动系统可出现关节炎等。

不同患者、不同状态、不同药物所引发的不良反应的严重程度也不一样，部分症状较轻，易于控制或自限性随后消失；部分症状严重，可迅速危及生命。总体而言抗体类药物不良反应的整体发生率会低于化疗的不良反应，且耐受性较好。在治疗过程中发生频率最高的是疲乏倦怠、食欲缺乏、恶心、呕吐、四肢无力和皮疹等，整体上严重不良反应（3/4级）发生率为7%～13%，大部分不良反应属于较好控制的类型。但同样作为免疫检查点抑制剂，CTLA-4抑制剂的胃肠道症状相对常见，而PD-1抑制剂导致的肺、甲状腺方面的症状更常见。

在免疫治疗过程中不良反应的预防、监测、评估、发现比治疗更重要。

预防高危人群发生不良反应，如患者的家族史、过敏史、感染性疾病史、基础病史等，对于不良反应防控特别重要。此外还有胃癌分类分型、TNM分期、患者基础情况，以及远处转移等胃癌都会对其有影响。机会性感染、慢性感染等疾病本身及相关降压药、抗生素、抗痉挛药、胰岛素，以及抗精神病类药物服用情况都需要在制定方案前考虑周全，且对患者进行外周血流式细胞术分析，对其 $CD3^+$ 、 $CD4^+$ 、 $CD8^+$ 细胞比例有所了解，绝大部分免疫相关不良反应，大部分需要以T淋巴细胞为基础。

辅助检查与查房：免疫毒性常伴有皮肤症状、消化道症状、内分泌症状等，在任何时间其都有可能发生。根据统计，免疫异常毒性根据发病时间可以分为早期（＜2个月）和晚期（＞2个月）毒性。5周左右易发生皮肤症状、7～8周易发生消化道症状、8~9 周易发生肺部症状、15 周易发生泌尿系统症状。部分免疫异常会延迟发生,更有甚者在治疗 1 年后才发生不良反应。因此细致查房,多与患者及家属沟通交流,利用好辅助检查手段有利于及时发现并处理不良反应。

治疗:增强免疫系统带来的主要不良反应就是正常组织发生自身免疫性炎症。一般使用免疫调节类药物即可以控制炎症。如果炎症发展到严重阶段,最佳的药物便是激素,此外还有抗 TNF-α 抗体、麦考酚酸酯、他利莫司、环孢素等。以腹泻为例,1 级(每天水样便次数增多,增加次数 <3 次)处理:止泻药物、口服电解质补充剂等;检查点抑制剂治疗可以继续。2 级(每天水样便次数增多,增加次数 4~6 次,可伴或不伴腹痛、便血等症状)处理:口服激素、内镜检查;检查点抑制剂治疗中止,症状消失后可恢复治疗。3/4 级(每天水样便次数,增加次数 >6 次;或增加次数小于 6 次,但伴有脱水、发烧或心率加快的患者)处理:入院、静脉注射激素和进一步检查,也可视情况使用强力免疫抑制药物;必须永久停止检查点抑制剂治疗。

免疫治疗的发展展望:免疫治疗作为肿瘤治疗领域的前沿,在未来具有广阔的发展潜力,可预测下一阶段的免疫治疗,会有以下几个发展方向:①以双特异性抗体为代表的多靶点抗体药物或细胞治疗的入场。目前肿瘤标志物的进展相对较缓,但可通过增加同时作用的靶点提高抗体/细胞的特异性。2020 年 3 月国内已有 PD-1/CTLA-4 的双特异性抗体专利公开,此外国内外多家实验室正在进行双特异甚至四特异性的 CAR-T 研发。②更大或更小的结构平台会赋予药物或细胞更多的功能。以细胞为基础可能会带来更强的杀瘤功能，以纳米抗体为基础会进一步提高活性，穿越屏障到达靶点，在同等分子量大小赋予更多靶点或功能。本质上，两种思路都是要赋予更多功能或减少冗余结构，提高治疗方式的效率。③拓展免疫治疗新发展新方向。以中性粒细胞、巨噬细胞、间充质干细胞以及 NK 细胞为例，通过 CAR 的方式赋予这些特异性较弱的细胞拥有更高的与抗原结合的能力，人为改造将更多地出现在其他种类细胞或药物载体上，也许未来嗜酸性与嗜碱性粒细胞都会用于肿瘤治疗。④新的药物投递方式。通过血小板、疫苗等形式进行药物或非药物本身的投递，如直接投递抗体的基因，在患者体内产生抗体来达到治疗甚至预防的效果。⑤治疗、预防与诊断技术互通。借用治疗的抗体或细胞平台，发展肿瘤诊断与预防新技术，如目前将已有抗体作为载体以结合放射性元素用于肿瘤诊断的技术，未来放化疗也可能利用这样的特异性载体实现更高的特异性。同理，凭借新技术和新载体，也能在早期肿瘤、黏膜癌变的肿瘤微环境或免疫逃逸机制中进行早期治疗，以起到一定的预防作用。对于以胃癌为代表的恶性肿瘤而言，只有将预防、诊断与治疗提升到"三位一体"的高度，才能从战略角度打击恶性疾病，进而降低病患、家属的身体与心理负担。

无论是免疫检查点为代表的抗体类药物，还是细胞治疗，免疫治疗发展现状的背后折射出的是巨大的发展潜力。

参考文献

1. MALETZKI C, KLIER U, OBST W, et al. Reevaluating the concept of treating experimental tumors with a mixed bacterial vaccine: Coley's Toxin. Clinical & Developmental Immunology, 2012, 2012: 230625.

2. KONTERMANN R E, BRINKMANN U. Bispecific antibodies. Drug Discov Today, 2015, 20 (7): 838 – 847.

3. PETER B, JULIA H, FRIEDRICH K N. Nanobodies and nanobody-based human heavy chain antibodies as antitumor therapeutics. Frontiers in Immunology, 2017, 8: 1603.

4. MARCUCCI F, RUMIO C, CORTI A. Tumor cell-associated immune checkpoint molecules-drivers of malignancy and stemness. Biochim Biophys Acta Rev Cancer, 2017, 1868 (2): 571 – 583.

5. SUN L, CHEN L, LI H. Checkpoint-modulating immunotherapies in tumor treatment: Targets, drugs, and mechanisms. International Immunopharmacology, 2019, 67: 160 – 175.

6. CHO J, CHANG Y H, HEO Y J, et al. Four distinct immune microenvironment subtypes in gastric adenocarcinoma with special reference to microsatellite instability. Esmo Open, 2018, 3 (3): e000326.

7. ZHANG D, HE W, LI Q, et al. Scoring system for tumor-infiltrating lymphocytes and its prognostic value for gastric cancer. Front Immunol, 2019, 10: 71.

8. DAI C, GENG R, WANG C, et al. Concordance of immune checkpoints within tumor immune contexture and their prognostic significance in gastric cancer. Molecular Oncology, 2016, 10 (10): 1551 – 1558.

9. WANG D, LIN J, YANG X, et al. Combination regimens with PD-1/PD-L1 immune checkpoint inhibitors for gastrointestinal malignancies. Journal of Hematology & Oncology, 2019, 12 (1): 42.

10. PéREZ-RUIZ E, ETXEBERRIA I, RODRIGUEZ-RUIS M E, et al. Anti-CD137 and PD-1/PD-L1 antibodies en route toward clinical synergy. Clinical Cancer Research,

2017, 23 (18): 5326 - 5328.

11. KWANG C Y, ARYA A, IAMS W, et al. Current landscape and future of dual anti-CTLA4 and PD-1/PD-L1 blockade immunotherapy in cancer: lessons learned from clinical trials with melanoma and non-small cell lung cancer (NSCLC). J Immunother Cancer, 2018, 6 (1): 39.

12. ALLEN E, JABOUILLE A, RIVERA L B, et al. Combined antiangiogenic and anti-PD-L1 therapy stimulates tumor immunity through HEV formation. Science Translational Medicine, 2017, 9 (385): eaak9679.

13. PARK S S, DONG H, LIU X, et al. PD-1 restrains radiotherapy-induced abscopal effect. Cancer Immunology Research, 2015, 3 (6): 610 - 619.

14. SEVKO A, MICHELS T, VROHLINGS M, et al. Antitumor effect of paclitaxel is mediated by inhibition of myeloid-derived suppressor cells and chronic inflammation in the spontaneous melanoma model. Journal of Immunology, 2013, 190 (5): 2464 - 2471.

15. MA B B Y, VAN D V N, MO F, et al. 83P-Phase I investigator's perceptions to supersized seamless trials in oncology. Annals of Oncology, 2018, 29 (Supple-ment9): ix26.

16. SHITARA K, ÖZGÜROĞLU M, BANG Y J, et al. Pembrolizumab versus paclitaxel for previously treated, advanced gastric or gastro-oesophageal junction cancer (KEYNOTE-061): a randomised, open-label, controlled, phase 3 trial. Lancet, 2018, 392 (10142): 123 - 133.

17. TABERNERO J, CUTSEM E V, BANG Y J, et al. Pembrolizumab with or without chemotherapy versus chemotherapy for advanced gastric or gastroesophageal junction (G/GEJ) adenocarcinoma: The phase Ⅲ KEYNOTE-062 study. Journal of Clinical Oncology, 2019, 37 (18_suppl): LBA4007.

18. LIANG F. The KEYNOTE-061 trial. Lancet (London, England), 2019, 393 (10176): 1098.

19. EMILY M L, JUN G, SAMUEL J K, et al. Advances in immuno-oncology biomarkers for gastroesophageal cancer: programmed death ligand 1, microsatellite instability, and beyond. World J Gastroenterol, 2018, 24 (25): 2686 - 2697.

20. CHUNG H C, ARKENAU H T, WYRWICZ L, et al. Avelumab (MSB0010718C;

anti-PD-L1）in patients with advanced gastric or gastroesophageal junction cancer from JAVELIN solid tumor phase I b trial：analysis of safety and clinical activity. Journal of Clinical Oncology, 2016, 34（15 suppl）：4009.

21. MURO K, CHUNG H C, SHANKARAN V, et al. Pembrolizumab for patients with PD-L1-positive advanced gastric cancer（KEYNOTE-012）：a multicentre, open-label, phase 1b trial. Lancet Oncology, 2016, 17（6）：717 – 726.

22. DOI T, PIHA-PAUL S A, JALAL S I, et al. Updated results for the advanced e-sophageal carcinoma cohort of the phase I b KEYNOTE-028 study of pembrolizumab（MK-3475）. Journal of Clinical Oncology, 2016, 34（15 suppl）：4046.

23. WEI ZHAO, LIZHOU J, MINGJIONG Z, et al. The killing effect of novel bi-specific Trop2/PD-L1 CAR-T cell targeted gastric cancer. Am J Cancer Res, 2019, 9（8）：1846 – 1856.

（李潇　整理）

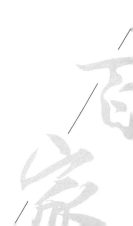

胃癌分子标志物探索

　　由于早期胃癌无明显症状，大多数患者就诊时已到中晚期，治疗效果并不理想。此外，复发也是导致治疗失败的一个重要因素，患者在接受手术切除治疗后 5 年生存率水平仍然较低。胃癌 TNM 分期是主要的预后指标，但是对于具有相同 TNM 分期且接受相同治疗的患者，其预后仍有不同。虽然需要加强对胃癌基因组学/表观基因组学的了解，但目前还没有足够的数据支持在初步诊断时使用第二代基因测序（NGS）进行临床决策。因此，临床迫切需要新的诊断用的生物标志物和新的肿瘤标志物检测技术。

46. 胃癌诊断治疗相关标志物

（1）HER2

HER2 基因或蛋白的过表达或扩增与胃腺癌的发生有关。据报道，胃癌患者 HER2 阳性率为 12% ~ 23% 。HER2 阳性率也随

组织学亚型（肠 > 弥漫性）和肿瘤分级（中分化 > 低分化）而变化。因此，将胃腺癌细分为肠型或弥漫性可能对治疗有意义。

所有确诊的转移性胃或胃食管交界处腺癌者都要通过免疫组化和荧光原位杂交评估 HER2 表达状态以决定是否使用含曲妥珠单抗的方案（证据等级Ⅰ，推荐等级 A）。免疫组化对肿瘤细胞的膜性免疫染色进行评估，包括染色的强度和程度，以及免疫反应性肿瘤细胞的百分比，评分范围从 0（阴性）到 3 +（阳性）。在 2008 年，Hofmann 等改进了这一评分系统，通过对切除标本使用≥10% 的免疫反应性肿瘤细胞截断来评估 HER2 在胃癌中的状态。在随后的一项验证研究中（$n = 447$ 个胃癌诊断标本），不同的病理学家发现该评分系统是可重复的。

HER2 阳性的晚期胃癌患者可以从曲妥珠单抗治疗中获益。ToGA 试验检测了 3665 例进展期胃癌和胃食管交界性腺癌患者，HER2 阳性率为 22.1%，HER2 过表达的晚期胃癌患者曲妥珠单抗联合化疗较单纯化疗有明显的生存获益（OS 16.0 个月 *vs.* 11.8 个月，$HR = 0.65$，95% CI 0.51 ~ 0.80），因此对于 HER2 免疫组化（2 +）且 FISH 扩增阳性或者免疫组化（3 +）者推荐采取曲妥珠单抗联合化疗。日本Ⅱ期非随机对照试验 HERBIS-1 研究再次证实了曲妥珠单抗联合替吉奥（S-1）及顺铂方案在 HER2 阳性胃癌患者中的疗效和安全性。

（2）*UGT1A1* 基因分型检测

建议在怀疑有 UDP 葡萄糖醛酸基转移酶 1 家族多肽 A1（glucuronosyltransferase 1 family polypeptide A1，UGT1A1）缺陷的患者或计划每次伊立替康给药剂量大于 180 mg/m² 的患者中进行 *UGT1A1* 基因分型检测（证据等级Ⅲ，推荐等级 C）（注：根据每个国家 *UGT1A1* 基因多态性的发生率，可以在伊立替康给药剂量低于 180 mg/m² 时就进行 *UGT1A1* 基因分型检测）。

伊立替康的毒性主要由其活性代谢产物 SN-38 引起，UGT1A1 是 SN-38 代谢过程的关键酶，可将 SN-38 催化转变为无活性的 SN-38G，而后通过尿液和胆汁排出。*UGT1A1* 基因多态性可预测伊立替康的不良反应，UGT1A1*28 和 UGT1A1*6 是发生伊立替康延迟性腹泻和中性粒细胞减少的高危因素。强烈推荐基因背景为 UGT1A1*6 或 UGT1A1*28 纯合子或杂合体的患者减少伊立替康用量。对于纯合子患者，伊立替康最大耐受剂量为 150 mg/m²。

47. 胃癌免疫治疗相关标志物

（1）MSI-H

美国 FDA 批准，对于无法切除或转移的 MSI-H 或缺陷错配修复（dMMR）实体瘤，Keytruda 可以用于二线或以后的治疗。因此，MSI-H/dMMR 状态应在所有有转移或者怀疑转移的胃腺癌患者中评估。KEYNOTE-059 队列中，在 MSI-H 肿瘤中，ORR 和 DCR 分别为 57% 和 71%，而在非 MSI-H 肿瘤中为 9% 和 22%（$n = 167$）。在 KEYNOTE-061 研究中，虽然 CPS > 1 患者未达到研究终点，但在 MSI-H 亚组分析中显示该亚组获益更明显。因此，

MSI-H 可能提示 PD-1 抗体的治疗疗效更好。

（2）TMB

在一项 Ⅰb/Ⅱ期研究中，评估了特瑞普利单抗单药或联合化疗在化疗难治性或初治的晚期胃癌、食管鳞状细胞癌、鼻咽癌和头颈部鳞状细胞癌中的安全性和活性。在化疗难治性晚期胃癌队列中，与低 TMB 组相比，高 TMB 组具有显著更优的 OS，因此高 TMB 可能预示 PD-1 治疗疗效更好。

（3）EBV

肿瘤的 EBV 状态正在成为胃癌个体化治疗策略的潜在生物标志物。据估计，有 8%～10% 的胃癌与 EBV 感染相关，使 EBV 阳性胃癌成为最大的 EBV 相关恶性肿瘤群。EBV 阳性的肿瘤主要发生在胃近端，并与弥漫性组织学有关。尽管 EBV 状态对胃癌患者生存的预后价值仍存在争议，但几项研究表明，与其他基因型相比，EBV 阳性的胃癌患者具有更好的 OS 率。其他研究表明，在 EBV 阳性的胃癌中，PD-L1 的表达往往升高，并且表现为低 OS 率。一项来自韩国的回顾性研究中，在 61 例 perbrolizumab 治疗的转移性胃癌患者中，6 例患者为 EBV 阳性患者，且研究还发现，EBV 阳性患者的 ORR 为 100%。因此，EBV 可能提示 PD-1 治疗疗效更好。PD-1/PD-L1 免疫治疗可能是治疗 EBV 阳性胃癌患者的可行选择，但是需要更多的数据来证实这一说法。由于缺乏前瞻性试验和对 EBV 及胃癌确切关系的认识，检测 EBV 状态目前不推荐用于常规临床治疗。

（4）PD-L1

pembrolizumab 已被 FDA 加速批准作为肿瘤表达 PD-L1 且 CPS≥1 复发性局部晚期或转移性胃腺癌患者的三线及以后的治疗方案。应用免疫组化方法使用抗 PD-L1 抗体检测石蜡肿瘤组织中的 PD-L1 蛋白水平并进行定性。CPS 定义为 PD-L1 染色细胞（即肿瘤细胞、淋巴细胞、巨噬细胞）数目除以被评估的活的肿瘤细胞总数，再乘以 100。如果发现或怀疑有转移性疾病，建议对所有胃腺癌患者进行 PD-L1 检测。但是 PD-L1 作为胃癌疗效预测因子仍不稳定。ATTRACTION-2、CheckMate-032 等研究提示抗 PD-1 治疗可改善胃癌患者的生存。高 PD-L1 可预测肺癌免疫治疗疗效，但在胃癌等肿瘤 PD-L1 的预测作用尚不明确，在 CheckMate 032 研究中，CPS 与 OS 获益显著相关，而在 KEYONTE-062 研究中，帕博利珠单抗 + 化疗组的 OS 与 CPS 表达无显著相关。PD-L1 不能成为稳定疗效预测因子的可能原因包括 PD-L1 表达形式多样、PD-L1 表达细胞复杂多样、PD-L1 通路发挥免疫抑制以外的作用。

总之，晚期胃癌的分子检测，除 HER2 外，临床上已开始尝试检测免疫治疗相关分子，对于胃癌免疫治疗的预测标志物，PD-L1 仍存较大争议，TMB 还需进一步探讨，MSI/MMR 缺乏统一检测标准。目前，对于晚期胃癌患者应用 PD-1/PD-L1 抗体前，我们可能需要常规进行微卫星不稳定的检测，有条件的患者也可将 PD-L1 表达及 TMB 的检测结果作为参考。专家也推荐对于使用免疫检查点抑制剂的患者检测微卫星不稳定和错配修复基因来预测疗效。

48. 胃癌前病变分子标志物

在正常胃黏膜发展为胃癌的过程中，需要从浅表性胃炎、萎缩性胃炎、肠上皮化生及异型增生逐步发展而来，在此过程中伴随着蛋白质、酶等多种分子事件的发生。胃癌发病早期多无临床症状，临床确诊时多属中晚期。因此，在胃癌发病早期和进展阶段能够进行准确检测并给予合理的针对性治疗，将有助于改善患者的诊断及预后。

（1）胃泌素释放肽前体（ProGR）

GRP 是消化道中的分泌性细胞因子，是一种类蛙皮素样激素，ProGRP 主要分布于胃肠、肺及呼吸道组织中，在肿瘤的发生和发展中起着十分重要的作用。ProGRP 在肿瘤中的作用机制可能是 GRP 受体与 GRP 特异性结合后，启动信号转导途径，从而刺激某些原癌基因的转录、翻译或抑制肿瘤细胞的凋亡，最终导致肿瘤的发生、增生和侵袭。有研究结果表明，ProGRP 对胃癌诊断的敏感性为 80.0%、特异性为 70.0%。血清 ProGRP 水平在胃癌患者中显著升高，在健康人和良性肿瘤患者血清中的含量很低，成为肿瘤早期预测的特异性指标。

（2）尾型同源盒转录因子（CDX-2）

在正常胃黏膜上皮中 CDX-2 不表达，当胃上皮细胞发生肠上皮化生时，CDX-2 出现表达，随着黏膜病变的进展，CDX-2 水平逐渐升高，且 CDX-2 在发生肠上皮化生细胞中的表达比异型增生和胃癌更为显著，提示 CDX-2 是胃癌发生、发展的分子标志物之一，其表达预示着胃黏膜癌变的早期事件。

（3）黏蛋白家族（mucins）

黏蛋白家族中的部分成员与胃上皮细胞的恶性转化密切相关，并在胃癌的分型中发挥重要作用。在完全肠化的细胞中可检出 MUC2 的表达，而 MUC1、MUC5AC 及 MUC6 的表达降低或缺失，而在不完全肠化的细胞中发现了 MUC2 和 MUC1、MUC5AC 及 MUC6 的共表达。90% 的肠上皮化生和不典型增生标本中 MUC13 显著表达，而在正常胃黏膜中则无表达。肠型胃癌中 MUC13 多集中在腺管的顶部，而弥漫型胃癌时 MUC13 则表达于胞浆，提示 MUC13 可作为肠上皮化生和早期胃癌的分子标志物。

（4）绒毛蛋白（villin）

该蛋白在 CAG 肠上皮中表达显著升高，并且 Hp 感染下可诱导 villin 的表达上调，提示 villin 与肠型胃癌的发生和发展密切相关。

（5）糖蛋白 87（GP87）

GP87 在 77.8% 的 CAG 和肠上皮化生标本中表达阳性，而正常胃黏膜中为阴性。

（6）端粒酶（telomerase）

端粒活性随着正常黏膜、CAG、肠上皮化生及胃癌的疾病进展而增高，可分别在15%的肠上皮化生患者、45%的腺瘤患者及89%的胃癌患者中检测到。在不同类型的肠上皮化生中，端粒酶在不完全肠上皮化生患者的活性明显高于完全化患者。

（7）鸟苷酸环化酶C（GC-C）

胃癌及癌旁组织中GC-C的表达阳性率分别为89%及86%，而正常胃黏膜组织中GC-C未检出。

（8）环氧合酶-2（COX-2）

COX-2在胃癌组织中呈高表达。Hp相关性CAG、肠上皮化生、异型增生及胃癌与COX-2的表达强度呈明显相关性。随着病程的进展，COX-2在CAG、肠上皮化生、不典型增生及胃癌中的表达依次递增，分别为10%、37.8%、41.7%及69.5%，说明COX-2是胃癌发生、发展的关键分子，其表达差异发生在胃黏膜病变的早期阶段。

（9）胃蛋白酶原

胃蛋白酶原水平的变化可在一定程度上反映胃部疾病的病程进展，在正常胃黏膜、浅表性胃炎、CAG伴肠上皮化生、异型增生及胃癌中胃蛋白酶原的阳性率依次降低，且在各组之间差异具有统计学意义，提示其对疾病具有良好的诊断和筛选作用。

（10）MG7 抗原（Mg7-Ag）

随着胃黏膜病变的进展，Mg7-Ag 在 CAG、肠上皮化生、不典型增生及胃癌中的表达依次递增，分别为 12.0%、47.4%、61.1% 及 89.9%，其表达是胃癌发生、发展的标志性分子标志物。

（11）肿瘤抑制基因 *p53*

在肠上皮化生的患者中全部存在 p53 蛋白表达的缺失，同时还发现，*p53* 基因突变特异性存在于高级别瘤变样本中。以上结果均表明，*p53* 的突变经常发生在胃癌发展的晚期阶段，*p53* 分子也可作为检测肠上皮化生的标志物之一。

（12）Runt 相关转录因子 3（RUNX3）

RUNX3 的蛋白水平在胃癌及癌前病变中的表达显著降低。

参考文献

1. BANG Y J, VAN CUTSEM E, FEYEREISLOVA A, et al. Trastuzumab in combination with chemotherapy versus chemotherapy alone for treatment of HER2-positive advanced gastric or gastro-oesophageal junction cancer（ToGA）: a phase 3, open-label, randomised controlled trial. Lancet, 2010, 376（9742）: 687－697.

2. KUROKAWA Y, SUGIMOTO N, MIWA H, et al. Phase Ⅱ study of trastuzumab in combination with S-1 plus cisplatin in HER2-positive gastric cancer（HERBIS-1）. Br J Cancer, 2014, 110（5）: 1163－1168.

3. FUCHS C S, DOI T, JANG R W, et al. Safety and efficacy of pembrolizumab monotherapy in patients with previously treated advanced gastric and gastroesophageal junction cancer: phase 2 clinical keynote-059 trial. JAMA Oncol, 2018, 4（5）: e180013.

4. SHITARA K, ÖZGÜROĞLU M, BANG Y J, et al. Pembrolizumab versus paclita-

xel for previously treated, advanced gastric or gastro-oesophageal junction cancer (KEY-NOTE-061): a randomised, open-label, controlled, phase 3 trial. Lancet, 2018, 392 (10142): 123 – 133.

5. JÁCOME A A, LIMA E M, KAZZI A I, et al. Epstein-barr virus-positive gastric cancer: a distinct molecular subtype of the disease. Rev Soc Bras Med Trop, 2016, 49 (2): 150 – 157.

（郑希希　整理）

多学科团队协作在胃癌患者中的应用

49. 多学科团队协作的诊疗模式广泛应用于临床

近年来，随着临床各学科的发展，肿瘤的治疗模式从单一专科模式转换为多学科团队协作（multiple disciplinary team，MDT），其在肿瘤的预防、诊断、治疗等领域中均发挥了重要作用。肿瘤的多学科团队协作是根据患者的身心状况、病灶的具体部位、侵犯范围和发展趋向，结合肿瘤细胞及其微环境的分子生物学改变，有计划地、合理地应用现有的多学科各种有效治疗手段，建立合理的诊疗流程，提高医疗效率及质量。这种工作模式的优点在于，MDT 团队中各个专科的医生均为该专业领域内专家，对疾病某一特定方向的研究能处于较高水平。

MDT 诊疗模式最早由美国肿瘤科医生提出，最初目的为进行医疗教学。直到 20 世纪 80 年代，由于 MDT 能够提供高效的信息交流，给予患者更好的疾病诊疗质量，逐渐受到人们的重视。至

20世纪90年代，MDT的诊疗模式开始广泛应用于临床。

肿瘤MDT团队主要由肿瘤专科医师、与肿瘤治疗相关专业的医师和其他的健康服务工作者。其中，肿瘤专科医师包括外科医师、肿瘤内科医师、放疗科医师和介入科医师等，是多学科团队的主要成员；与肿瘤治疗相关专业的医师包括病理科医师、放射科医师、消化内科医师等协助肿瘤诊断的人员，以及康复科医师、心理医师等协助患者进行恢复功能、提高生活质量的人员；其他健康服务工作者包括护士、营养学家、药学家、社会工作者等。

50. 多学科团队协作在胃癌诊治中的意义重大

自2011年起，美国综合癌症网络（National Comprehensive Cancer Network，NCCN）胃癌临床实践指南中明确提出鼓励MDT诊疗模式在疾病诊疗中的应用。胃癌的治疗方案需要MDT制定，而不同分期的胃癌患者在治疗方案上有着不同的选择，即使是同一例患者，在治疗的不同阶段上也有着不同的选择。由多学科共同制定诊断与治疗的方案与决策，便于术前判断分期、明确患者的病理类型、制定规范的诊断方案，通过MDT讨论完成规范化、高效的治疗策略。

MDT是对患者实施合理综合治疗的必要条件，最佳、个体化的综合治疗方案只有通过MDT讨论才能够得出。因此，通过MDT诊疗模式，胃癌的早期诊断率得到了提高，且该模式对胃癌患者治疗方案的选择起到关键的作用。MDT对于患者治疗期间及阶段治疗后的随访方面也起到了重要作用，不同科室间及时的信息沟通，有助于及时发现复发和转移病灶，及时进行相应处理。同时，还有助于指导患者生活方式和饮食习惯，监督患者定期复查、随诊，从而积极改善患者的预后，有效提升患者的生存质量。

MDT 的引入使得胃癌的诊疗过程更加规范与高效，对胃癌患者的术前分期和诊断、胃癌的治疗及术后康复等方面的质量均有所提高，同时也增进了多学科之间的协调能力，使信息能够及时高效的交流、沟通和分享，提供给患者更加高质量、有效的医疗服务。

目前，MDT 诊疗模式在肿瘤治疗中越来越受到重视。MDT 在肿瘤治疗，包括胃癌的诊治方面，起到了重要作用。通过 MDT 专家共同讨论得到的诊断，其准确性往往要高于单一学科专家诊断的准确性。MDT 模式还可以增加不同学科之间的交流与沟通，督促患者按照 MDT 讨论得出的治疗方案接受治疗，促进年轻医师的学习。除此之外，MDT 还有利于建立合理、高效的诊疗流程，有利于引入新的技术和方法，改进、完善诊疗流程，提高医疗效率和质量。

在 2019 版 NCCN 胃癌临床实践指南中多学科团队治疗原则部分提到，相关机构和来自相关科室的人员应共同对患者的详细病史资料进行分析，最好每次会议都鼓励所有相关学科积极参与，其中包括肿瘤外科、肿瘤内科、消化内科、肿瘤放射科、病理科等。此外，营养科室人员、社会工作者、护士、姑息治疗专科医师和其他支持学科也可参加会议。

51. 多学科团队协作在胃癌患者中的应用广泛

（1）治疗前分期的判断与评估

胃癌患者的分期将直接影响初始治疗方法的选择和实施。肿瘤分期主要通过辅助检查进行。MDT 讨论治疗前分期除了通常的病史采集、体格检查外，还需要进行实验室检查与影像学检查。进行治疗前诊断的工作中，肿瘤科医师需要与影像科医师、病理科医师进行充分沟通与协作。

（2）判断肿瘤能否实行 R0 切除及制定后续手术方案

首先根据辅助检查与术前分期评判患者是否可行手术，能否达到 R0 切除，即镜下完全切除。若无法达到 R0 切除或出现腹腔转移、肝转移、远处转移、肿瘤浸润等情况，则进行后续手术或放化疗治疗方案。在经过相关 MDT 讨论后，需要肿瘤内科医师与肿瘤外科医师相互协作，对患者进行个体化的治疗。

（3）早期胃癌的治疗

在临床实践中，MDT 团队需对患者进行评估，若患者符合内镜黏膜下剥离术（endoscopic submucosal dissection，ESD）治疗的适应证，则进行相关的 MDT 讨论，确定手术切除的方式、范围，以及手术治疗中淋巴结清扫的范围。在 ESD 术后，MDT 团队应评估患者的病理分期情况，判断其是否为根治性切除。若不符合，则应发挥多学科团队协作信息高效性，积极准备外科手术，确保根治性切除。

（4）进展期胃癌的治疗

对于可切除的局部进展期胃癌，目前普遍采用标准的胃切除术联合淋巴结清扫进行治疗。如肿瘤侵犯邻近器官，则需进行MDT讨论与评估，可进行联合器官切除。

2019版NCCN胃癌临床实践指南中推荐对于T2以上或伴有淋巴结转移的进展期胃癌患者进行术前新辅助化疗或术前放化疗。国内一项研究中证实，MDT模式指导下的新辅助化疗术后PTNM分期Ⅰ、Ⅱ期（70.6%）高于非MDT组（34.0%）（$P < 0.05$），MDT组根治性切除率（87.2%）高于非MDT组（65.2%）（$P < 0.05$）。MDT组肿瘤复发转移率（20.5%）低于非MDT组（44.6%）（$P < 0.05$），MDT组病死率（9.0%）低于非MDT组（26.8%）（$P < 0.05$）。

对于临床判断为不可切除的局部进展期胃癌患者，经过MDT讨论评估后，应首先接受以全身化疗＋靶向治疗为主的转化治疗，如临床判断已转化为可切除病例，则可行手术治疗，术后行辅助治疗；如临床判断仍为不可切除病例，则根据疗效决定继续原方案治疗或更换治疗方案。在工作中应发挥MDT优越性，对患者实施精确的个体化治疗。

对于合并远处转移的进展期胃癌，多选择以全身化疗＋靶向治疗为主的综合治疗。对于某些单一部位的转移，经MDT讨论评估后可选择行原发灶＋转移灶切除。

对于肿瘤位于胃食管交界处的患者，还需要明确肿瘤的 Siewert 分类。Siewert 分类包括以下 3 类。①Siewert Ⅰ 型：下食道腺癌，肿瘤位于胃食管结合部上 1 ~ 5 cm 处；②Siewert Ⅱ 型：贲门癌，肿瘤位于胃食管结合部上 1 cm 至下 2 cm 处；③Siewert Ⅲ 型：贲门下胃癌，肿瘤位于食管胃结合部下 2 ~ 5 cm 处。当肿瘤分型为 Siewert Ⅰ 型或 Siewert Ⅱ 型时，胃癌手术可能涉及胸外科，因此在进行 MDT 会诊时应邀请胸外科医生一同进行会诊。

（5）晚期胃癌的治疗

对于晚期胃癌患者，临床多在行放化疗的同时实行营养支持治疗及姑息治疗。在晚期胃癌患者的姑息治疗中，MDT 模式可发挥其多学科团队联动性、信息交流快速的特点，在患者的个体化姑息治疗方案制定中起到重要的作用。如晚期胃癌消化道出血时，可邀请消化内科医师进行会诊，行内镜下治疗或介入治疗止血。因为晚期胃癌的治疗中存在较多缺乏循证医学证据之处，患者的病情也往往更为复杂，对于治疗方式与策略的选择与制定需要多个学科的专家共同探讨，制定合理的、个体化的治疗方案。

在营养支持方面，营养支持治疗的方式也是 MDT 团队讨论的要点。如对于伴有肠梗阻的患者应实行全肠外营养。应充分结合患者的病情及意愿，制定个体化治疗的方案及详细的复查随访计划。在临床实践中，MDT 讨论也尤为重要。如消化内科参与的内镜下空肠营养管置入，或出现消化道梗阻时内镜下支架置入，以及外科参与的胃空肠吻合术，或经皮空肠营养管置入等。

52. MDT 在胃癌术后随访及后续治疗中的应用广泛

MDT 团队根据胃癌术后肿瘤分期、病理学类型、患者术后恢复情况、原有基础疾病、年龄等因素进行全面评估，制定胃癌术后的进一步放化疗及其他治疗方案。在明确胃癌术后病理学分期后，决定下一步治疗方案。Ⅱ、Ⅲ期胃癌患者需要行术后的辅助化疗，术后免疫组织化学染色检测结果为 HER2 阳性的患者可选用靶向药物治疗，如曲妥珠单克隆抗体等。

在胃癌患者术后随访及复查阶段中，MDT 也能发挥至关重要的作用。通过及时的信息沟通，对于复发和转移病灶可以及时发现，MDT 团队针对患者制定的个体化治疗方案还可以发现并治疗患者术后出现的一些并发症，指导患者生活饮食及功能恢复，督促患者定期复查和随诊，改善患者预后。

随着 MDT 的发展，基于其良好的信息沟通及交流效率，患者的相关数据记录将更加翔实及广泛，通过患者治疗前、治疗中和治疗后的一系列数据，临床医师能更好地了解分析现有的治疗方法的优劣点，通过相关数据分析更正或更改治疗方案和策略，也可为后续科学研究铺垫道路。

参考文献

1. 季加孚, 李子禹, 沈琳, 等. 重视多学科团队在胃癌规范化治疗中的作用. 中国实用外科杂志, 2014, (7): 592-594.

2. 乔治, 高云鹤, 郗洪庆, 等. 胃癌多学科综合治疗协作组质量控制与实践经验. 国际外科学杂志, 2017, 44 (1): 1-4.

3. 季福建, 房学东, 姜俊男, 等. 胃癌多学科综合治疗进展. 中华消化外科杂志, 2016, 15 (3): 299-302.

4. 马斌, 马金莲, 闫小刚, 等. 多学科诊疗模式下新辅助化疗在进展期胃癌中的疗效观察. 宁夏医科大学学报, 2019, 41 (12): 1237-1240.

5. 中国研究型医院学会消化道肿瘤专业委员会, 中国医师协会外科医师分会多学科综合治疗专业委员会. 胃癌多学科综合治疗协作组诊疗模式专家共识. 中国实用外科杂志, 2017, 37 (1): 37-38.

（马中骏　整理）

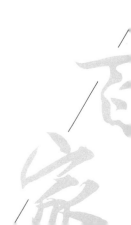

胃癌患者的营养支持

在恶性肿瘤患者中营养不良发生率高，晚期恶性肿瘤较多出现恶病质，早在 70 多年前就已经引起了临床医师的注意，但由于当时治疗手段的限制，恶病质没有得到很好的解决。在我国，消化道恶性肿瘤中营养不良的发病率高达 70%～80%。营养不良降低肿瘤治疗的有效性，增加化、放疗的毒副作用，降低患者的生活质量，缩短肿瘤患者的生存时间及生活质量。

恶性肿瘤患者营养不良的程度取决于肿瘤的类型、部位、大小、分期等。体重下降和营养不良的发生率，在食管癌患者中高达 80%，胃癌患者高达 60%。癌性恶病质是一组以脂肪组织和肌肉组织丢失为特征的进行性营养状况恶化的综合征。癌症恶病质是伴随癌症的临床综合状态表现之一，在癌症终末阶段常常发生。目前已经明确，物质及能量代谢紊乱是癌症恶病质的主要原因，促恶病质因子与抗恶病质因子之间失衡同样在其中起重要作用。由于这些细胞因子表达失衡，机体正常功能状态被打破，随着肿瘤细胞产生细胞因子作用的增强和作用时间的延长，这种失衡逐渐加重，从而发生恶性循环。

53. 营养不良的原因

肿瘤患者营养不良的发生是多方面的，Seyfried TN 等的最新研究发现，恶性肿瘤本质上是一种免疫以及代谢紊乱性疾病。恶性肿瘤引起营养不良与下列因素有关：①严重厌食，与患者味觉、嗅觉异常、食欲不振有关。厌食能加速恶病质的进程。而20%~40%的患者会直接死于恶病质。②癌症晚期代谢异常：a. 肿瘤细胞以葡萄糖为唯一的能量底物，需要大量的葡萄糖，恶病质时血糖水平下降，糖原储备减少，糖异生增加，恶性肿瘤患者普遍存在胰岛素抵抗；癌细胞无氧糖酵解产生的大量乳酸加重了这种代谢紊乱。b. 肿瘤患者的脂肪代谢改变主要表现为内源性脂肪水解和脂肪酸氧化增强，甘油三酯转化率增加，外源性甘油三酯水解减弱，血浆游离脂肪酸的浓度升高。脂肪分解和脂肪酸氧化增加导致机体体脂储存下降，体重丢失。c. 蛋白质代谢主要表现为骨骼肌萎缩、低蛋白、瘦组织群下降、内脏蛋白消耗、蛋白质合成减少和分解增加、蛋白转化率升高、血浆氨基酸谱异常及机体呈现负氮平衡；自体蛋白质的丢失可导致进行性加重的贫血、低蛋白、细胞免疫反应下降、耐受性下降、活动能力下降等。d. 细胞因子包括 TNF、白介素（IL-1、IL-6）、干扰素（IFN）等水平升高，导致代谢紊乱。③消化道梗阻。④手术、放化疗等治疗因素导致患者食欲缺乏、恶心、呕吐等，加重营养不良的程度。

54. 晚期胃癌患者营养状况的评定

营养状况的评定及营养风险筛查的方法有多种，近年来比较可靠的方法有主观全面评定量表（subjective global assessment，SGA）及营养风险筛查 2002（nutrition risk screening 2002，NRS2002），两者各有其优缺点。

晚期胃癌患者大多存在不同程度的营养问题，SGA 以其无创性、易掌握、简便易行的优点，在肿瘤患者动态营养状况评价中具有特别的意义。

但是 NRS2002 建立以来，因其有循证医学依据、简便易行等特点得到大家认可和广泛应用，并被欧洲肠外肠内营养学会（European Society for Parenteral and Enteral Nutrition，ESPEN）所推荐使用。营养筛查工具 NRS2002 包含营养状况受损评分（0 ~ 3 分）、疾病严重程度评分（0 ~ 3 分）和年龄评分，体质指数采用中国肥胖问题工作组标准。对于所有 NRS 评分 > 3 分的晚期胃癌患者应立即设定营养支持计划，并尽快开始营养支持治疗。

55. 胃癌患者的饮食及营养支持

肿瘤患者营养素的代谢有别于正常人，所以应根据不同适应证需要，增加某种营养素的剂量。近年来，免疫营养支持的概念正逐渐受到人们的重视，所谓免疫营养支持就是通过使用一些特异性免疫营养物质，不但改善肿瘤患者的营养，而且发挥改善免疫机制、调节机体炎性反应、延长肿瘤患者生存时间的作用。目前研究及应用较多的免疫营养物质有：ω-3 多不饱和脂肪酸（包括 EPA 和 DHA）、谷氨酰胺、精氨酸等。这类营养素的应用在于强调其在疾病治疗中所产生的影响，而非单纯的营养物质补充，故称之为营养药理学或免疫营养支持治疗。

56. 胃癌患者的静脉营养

胃恶性肿瘤患者由于机体代谢障碍、恶性消耗而导致消瘦、肌肉萎缩、乏力、贫血、低蛋白血症、抵抗力降低，甚至营养极度不良而出现癌性恶病质等临床综合征。研究发现，恶性肿瘤本质上是一种免疫及代谢紊乱性疾病。免疫细胞包括淋巴细胞和各种吞噬细胞等，其中，淋巴细胞是免疫系统的基本成分。

淋巴细胞包括 T 淋巴细胞（CD3$^+$）、B 淋巴细胞（CD3$^-$CD19$^+$）、NK 细胞（CD3$^-$CD16$^+$CD56$^+$），其中，T 细胞是淋巴细胞的主要组成细胞。CD3 分子是 T 细胞识别抗原的主要识别单位，CD3$^+$淋巴细胞代表全 T 淋巴细胞，CD4 记数能够直接反映人体免疫功能，是提供患者免疫系统损害状况最明确的指标之一。文献报道，进展期肿瘤患者往往较早出现谷氨酰胺等各种营养物质缺乏，以及白蛋白合成降低、机体代谢及内环境紊乱、免疫抑制等各种营养不良状态。早期对胃癌患者行营养支持治疗、纠正免疫功能紊乱，防止恶病质的出现非常重要。虽然有报道加入谷氨酰胺、ω-3 脂肪酸等营养支持治疗使得蛋白质合成增加，以及免疫状况改善，患者有所获益，但文献报道不一。

晚期肿瘤患者恶病质发病率高，主要表现为各种原因导致的患者进食差或不能进食，体质量进行性下降，尤其是瘦组织群丢失、胰岛素抵抗、炎性反应、免疫功能受抑制等。营养不良常伴有体液和细胞免疫功能的降低，癌肿患者的免疫功能障碍到底归咎于营养不良还是恶性肿瘤本身，学术界有不同看法。癌细胞释放 IL-1、IL-6、TNF-α 等细胞因子会造成患者免疫功能的抑制。肿瘤患者由于营养代谢紊乱也会造成免疫功能的降低，手术、放疗、化疗等综合治疗手段会进一步损害患者的免疫系统。

淋巴细胞总数是反映机体免疫功能的简易参数，营养不良时减少。CD3 分子是 T 细胞识别抗原的主要识别单位，CD3$^+$淋巴细胞代表全 T 淋巴细胞，CD4 记数能够直接反映人体免疫功能，是提供患者免疫系统损害状况最明确的指标之一，外周血 CD3 及

CD4 T 细胞水平、CD3/CD4 比值可以反映在肿瘤进展时患者免疫功能的变化。营养不良可损害肿瘤患者的体液免疫和细胞免疫功能，严重营养不良可导致循环中 T 辅助细胞数量减少和 CD4/CD8 下降。营养支持能改善患者蛋白代谢，增加蛋白质储备，改善免疫功能。营养支持应当始于肿瘤患者确诊初期，持续于整个治疗及后续处理期，直到患者不存在进一步的营养不良风险为止。对于肿瘤的明确诊断就是患者营养支持起始的标准指征。

自然杀伤细胞（NK 细胞）是一种具有 IgG Fc 受体、非黏附、无明显吞噬作用的淋巴细胞，具有非抗体依赖性溶细胞毒性，且无须抗原的预先致敏。人类 NK 细胞介导的细胞毒作用具有在体外溶解多种肿瘤细胞的功能，因此为机体防御肿瘤生长、发展的第一道防线，是机体免疫监视系统的重要组成部分。恶性肿瘤患者常伴有营养不良和免疫功能下降，关于在晚期（Ⅳ期）恶性肿瘤患者中早期积极应用肠外营养支持治疗能否改善 NK 细胞功能，学术界尚存在分歧。早有研究者将癌肿患者的免疫功能障碍归咎于营养不良而非恶性肿瘤，并指出一旦给予含有足够蛋白质和热能的营养支持，即可快速纠正 NK 细胞活性等免疫抑制状态。

目前，恶性肿瘤的发病率升高，随着年龄的增加，很多患者无法耐受放化疗等治疗方式。晚期胃癌患者由于腹痛、进食困难、恶病质等影响，只能采取最佳营养支持治疗，所以营养支持治疗具有重要的临床意义。Zhang 等报道，为探讨经外周穿刺中心静脉（peripherally inserted central catheters，PICC）肠外营养支持对胃癌根治术患者免疫功能及营养支持的影响。选择 140 例胃癌根治术患者，随机分为研究组和对照组，每组 70 例。观察两组治疗前后血清 Alb、TFN、PA、Hb、CD4$^+$淋巴细胞、CD8$^+$淋巴细胞、CD4$^+$/CD8$^+$比值、IgA、IgG、IgM 和 CD3$^+$淋巴细胞水平，比较两组术后并发症的发生情况。治疗后两组血清 Alb、TFN、PA、Hb水平均显著升高（$P < 0.05$）。PICC 导管胃肠外营养支持，改善患者的营养状况，是一种安全、有效的营养支持，能提高细胞免疫功能，促进胃肠功能恢复。

营养支持还可以分为肠内营养支持和静脉营养支持两部分。有些晚期胃癌患者需要进一步安装辅助性治疗性营养支持设备，行姑息治疗性营养支持、临终营养支持等。

57. 胃癌患者营养支持的制剂及使用原则

营养支持的原则强调如果口服进食量少于正常需要量的60%或进食减少 5 ~ 7 天以上时，就应该尽早启用肠内或肠外营养支持。因此，这就要求临床上医护人员不但要关心患者吃了没有，而且还要评估吃了多少，质量如何。如是患者进食的量和质不能达到标准，就是临床需要进行营养干预的人群。目前认为通过鼓励正常的自然进食、口服辅助营养、人工肠内或肠外营养，根据不同的疾病状态，可以帮助改善营养状态，提高免疫功能，纠正器官功能不全。由于营养的补充不但能够增加体重，且可以改善免疫功能，具有抗氧化应激等多种作用，免疫营养学或营养药理学已将营养支持（nutritional support）提升到了营养治疗（nutritional therapy）新水平，ω-3 多不饱和脂肪酸可以稳定甚至增加患者瘦体重，对增强患者免疫力具有更重要的意义。

　　肠内营养除了口服，还有鼻饲饮食，或经皮的营养管置入、胃造瘘等方式，尤其是胃癌术后的患者。Yingjie Ma 等研究指出，应用 ω-3PUFAs 能降低恶性肿瘤患者术后感染的风险，证实 ω-3PUFAs 有抗感染、增强免疫的作用。胃癌患者营养支持的途径，目前主要遵循的是：胃肠有功能首选肠内营养，胃肠道功能不全或障碍时使用肠外营养。有证据显示，不管肠内还是肠外营养支持治疗，加入 ω-3 多不饱和脂肪酸、核苷酸等免疫增强剂，对大手术或体重下降的胃癌患者有益。ω-3PUFAs 中的 EPA、DHA 应用于胃癌营养支持治疗必将为患者带来更多的获益。

参考文献

1. 马颖杰，马妮娜，曹邦伟. 肿瘤恶病质的分子机制与其改善的策略与方法. 临床和实验医学杂志，2013，12（1）：73-75.

2. SEYFRIED T N, FLORES R E, POFF A M, et al. Cancer as a metabolic disease: implications for novel therapeutics. Carcinogenesis, 2014, 35（3）：515-527.

3. 马颖杰，杨凡，曹邦伟. 晚期癌症患者肠外营养支持治疗的重要性. 中国临床医生杂志，2015，43（8）：32-35.

4. MA Y J, YU J, XIAO J, et al. The consumption of omega-3 polyunsaturated fatty acids improves clinical outcomes and prognosis in pancreatic cancer patients: a systematic evaluation. Nutr Cancer, 2015, 67 (1): 112 – 118.

5. ZHANG J, SI X, LI W, et al. Effect of peripherally inserted central catheter (PICC) parenteral nutrition on immune function and nutritional support after radical gastrectomy for gastric cancer. Pak J Pharm Sci, 2019, 32 (3 Special): 1441 – 1445.

6. MA Y J, LIU L, XIAO J, et al. Perioperative omega-3 polyunsaturated fatty acid nutritional support in gastrointestinal cancer surgical patients: a systematic evaluation. Nutr Cancer, 2016, 68 (4): 568 – 576.

（马颖杰　整理）

出版者后记
Postscript

　　科学技术文献出版社自 1973 年成立即开始出版医学图书，40 余年来，医学图书的内容和出版形式都发生了很大变化，这些无一不与医学的发展和进步相关。《中国医学临床百家》从 2016 年策划至今，感谢 600 余位权威专家对每本书、每个细节的精雕细琢，现已出版作品近百种。2018 年，丛书全面展开学科总主编制，由各个学科权威专家指导本学科相关出版工作，我们以饱满的热情迎来了《中国医学临床百家》丛书各个分卷的诞生，也期待着《中国医学临床百家》丛书的出版工作更加科学与规范。

　　近几年，中国的临床医学有了很大的发展，在国际医学领域也开始崭露头角。以北京天坛医院牵头的 CHANCE 研究成果改写美国脑血管病二级预防指南为标志，中国一批临床专家的科研成果正在走向世界。但是，这些权威临床专家的科研成果多数首先发表在国外期刊上，之后才在国内期刊、会议中展现。如果出版专著，又为多人合著，专家个人的观点和成果精华被稀释。为改变这种零落的展现方式，作为科技部主管的唯一一家出版机构，我们有责任为中国的临床医生提供一个系统展示临床研究成果的舞台。为此，我们策划出版了这套高端医学专著——《中国医学临床百家》丛书。

"百家"既指临床各学科的权威专家，也取百家争鸣之义。

丛书中每一本书阐述一种疾病的最新研究成果及专家观点，按年度持续出版，强调医学知识的权威性和时效性，以期细致、连续、全面展示我国临床医学的发展历程。与其他医学专著相比，本丛书具有出版周期短、持续性强、主题突出、内容精练、阅读体验佳等特点。在图书出版的同时，同步通过万方数据库等互联网平台进入全国的医院，让各级临床医师和医学科研人员通过数据库检索到专家观点，并能迅速在临床实践中得以应用。

在与作者沟通过程中，他们对丛书出版的高度认可给了我们坚定的信心。北京协和医院邱贵兴院士说"这个项目是出版界的创新……项目持续开展下去，对促进中国临床学科的发展能起到很大作用"。中国工程院院士孙颖浩表示"我鼓励我国的泌尿外科医生把自己的创新成果和宝贵的经验传播给国内同行，我期待本丛书的出版"；北京大学第一医院霍勇教授认为"百家丛书很有意义"。我们感谢这么多临床专家积极参与本丛书的写作，他们在深夜里的奋笔，感动着我们，鼓舞着我们，这是对本丛书的巨大支持，也是对我们出版工作的肯定，我们由衷地感谢作者的支持与付出！

在传统媒体与新兴媒体相融合的今天，打造好这套在互联网时代出版与传播的高端医学专著，为临床科研成果的快速转化服务，为中国临床医学的创新及临床医师诊疗水平的提升服务，我们一直在努力！

科学技术文献出版社

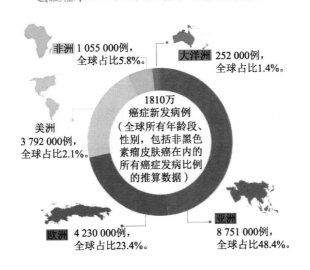

@人民日报 | 2018年全球癌症数据 **全球癌症发病率**

非洲 1 055 000例，全球占比5.8%。

大洋洲 252 000例，全球占比1.4%。

美洲 3 792 000例，全球占比2.1%。

1810万癌症新发病例（全球所有年龄段、性别，包括非黑色素瘤皮肤癌在内的所有癌症发病比例的推算数据）

欧洲 4 230 000例，全球占比23.4%。

亚洲 8 751 000例，全球占比48.4%。

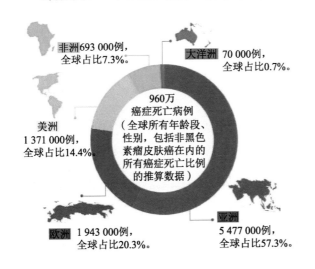

@人民日报 | 2018年全球癌症数据 **全球癌症死亡率**

非洲693 000例，全球占比7.3%。

大洋洲 70 000例，全球占比0.7%。

美洲 1 371 000例，全球占比14.4%。

960万癌症死亡病例（全球所有年龄段、性别，包括非黑色素瘤皮肤癌在内的所有癌症死亡比例的推算数据）

欧洲 1 943 000例，全球占比20.3%。

亚洲 5 477 000例，全球占比57.3%。

彩插1 全球肿瘤发病率与死亡率（见正文 第2页）

引自：《人民日报》2018 年癌症年报。

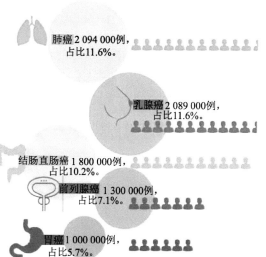

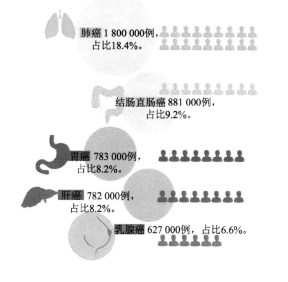

彩插2　2018年统计数据（见正文 第3页）

引自：《人民日报》2018年癌症年报。

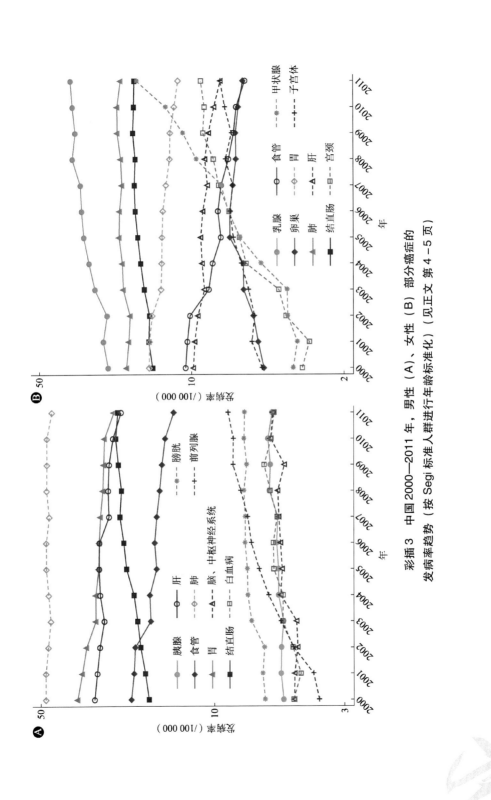

彩插 3　中国 2000—2011 年，男性（A）、女性（B）部分癌症的发病率趋势（按 Segi 标准人群进行年龄标准化）（见正文 第 4−5 页）

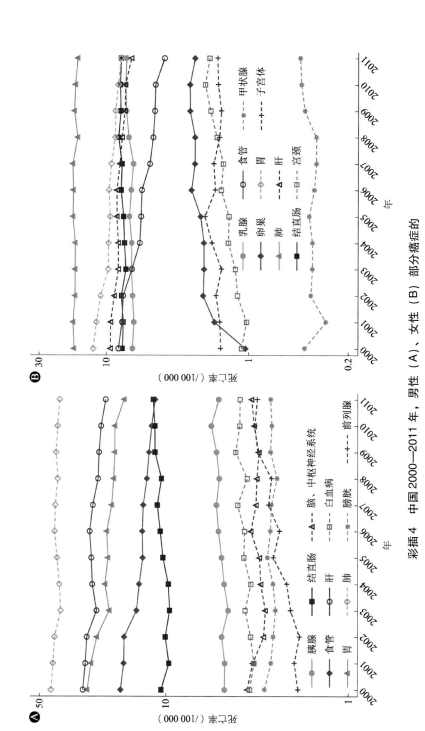

彩插 4 中国 2000—2011 年，男性（A）、女性（B）部分癌症的
死亡率趋势（按 Segi 标准人群进行年龄标准化）（见正文第 6－7 页）

1923
大体形态分型
(Borrmann分型)

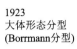

2010
基于环境、遗传
和流行病学分型

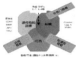

2013
三种基因分型

1965
组织学分型
Lauren分型
WHO分型
Goseki分型

2011
两种基因分型

2014
四种基因分型

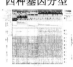

彩插5 胃癌的分型——近百年的认知变化（见正文 第14页）

染色体不稳定型
• 好发于胃食管结合部或贲门
• 多属肠型
• *TP53*突变
• RTK-RAS激活

EB病毒感染型
• 好发于胃底或胃体
• 多见于男性，81%
• PIK3CA突变，80%
• PD-L1/2过表达化
• DNA极度甲基化
• CDKN2A沉默

基因稳定型
• 好发于胃窦或幽门
• 初诊年龄偏低（中位年龄59岁）
• 多属弥漫型
• CDH1 RHOA突变
• 细胞黏附
• CLDH18-ARHGAP融合

微卫星不稳定型
• 好发于胃窦或幽门
• 多见于女性
• 初诊年龄偏高（中位年龄72岁）
• 重复DNA序列突变增加
• 胃型CIMP、MHL1超甲基化

彩插6 胃癌的4种基因分型：2014 Nature（见正文 第124页）

图片来源：Cancer Genome Atlas Research Network. Comprehensive molecular characterization of gastric adenocarcinoma. Nature，2014，513（7517）：202-209.

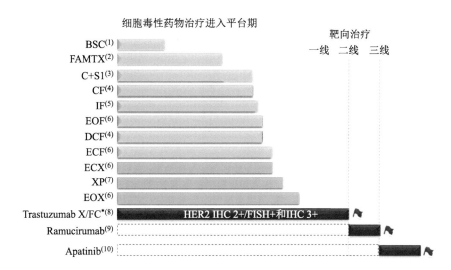

彩插 7　晚期胃癌患者靶向治疗和化疗 OS 的比较（见正文 第 158 页）

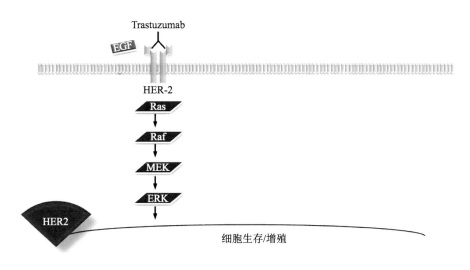

彩插 8　曲妥珠单抗靶向治疗药物作用机制（见正文 第 158 页）

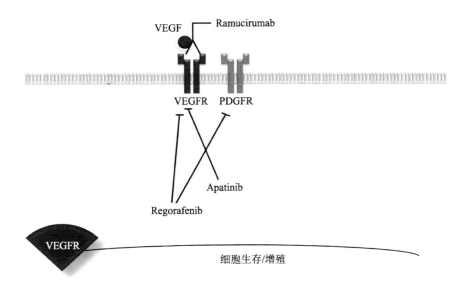

彩插 9　胃癌其他靶向治疗药物作用机制（见正文 第 161 页）

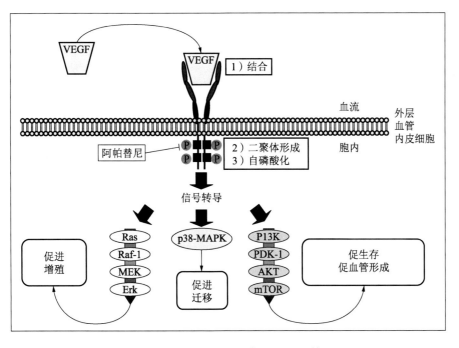

彩插 10　阿帕替尼作用机制示意（见正文 第 184 页）